大国医经典医案诠解（病症篇）

围绝经期诸证

主编 朱虹丽

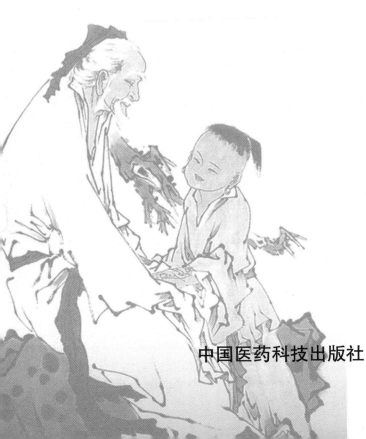

中国医药科技出版社

内容提要

本书针对围绝经期诸证广泛收集全国省级以上名老中医的典型验案，每验案下附以详尽的遣方用药的诊疗技巧及思路，有助于提高读者关于围绝经期诸证的诊治水平及临证思维能力，并可为进一步开展研究提供思路。本书可供中医、中西医的本科生、研究生及临床医生参考应用。

图书在版编目（CIP）数据

围绝经期诸证 / 朱虹丽主编 . — 北京：中国医药科技出版社，2016.4
（大国医经典医案诠解. 病症篇）
ISBN 978-7-5067-8150-3

Ⅰ . ①围…　Ⅱ . ①朱…　Ⅲ . ①绝经期综合征 – 医案 – 汇编　Ⅳ . ① R271.11

中国版本图书馆 CIP 数据核字（2016）第 022488 号

美术编辑　陈君杞
版式设计　郭小平

出版　中国医药科技出版社
地址　北京市海淀区文慧园北路甲 22 号
邮编　100082
电话　发行：010 – 62227427　邮购：010 – 62236938
网址　www.cmstp.com
规格　710 × 1000mm $\frac{1}{16}$
印张　11
字数　153 千字
版次　2016 年 4 月第 1 版
印次　2016 年 4 月第 1 次印刷
印刷　三河市百盛印装有限公司
经销　全国各地新华书店
书号　ISBN 978-7-5067-8150-3
定价　28.00 元

前　言

　　中医中药博大精深，蕴藏着极为丰富的人类防治疾病的经验，是中华民族灿烂文化的瑰宝，也是中华民族献给世界的宝贵财富，而学习中医医案是学习和掌握中医中药的核心。中医名家的临床经验、理论水平和学术创新均体现于其医案中。故认真学习中医医案，努力吸取其精华，可以帮助我们掌握理论知识，有助于指导临床，提高我们辨证论治的技能。

　　本书主要针对围绝经期妇女出现的各种症状，广泛收集了全国省级以上妇科名老中医关于围绝经期诸证的典型验案，结合脏腑辨证、八纲辨证、卫气营血辨证，以证型为提纲、以医案为目，每医案详细阐述病史、诊疗经过及效果，每验案下附以详尽的遣方用药的诊疗技巧及思路，有助于提高读者对围绝经期出现的各证型的临证思维能力及诊治水平，并可为进一步开展临床研究提供思路。本书可供中医、中西医的本科生、研究生以及临床工作者参考应用。

编　者

2016 年 2 月

目 录

肾阴亏虚证

张锡纯医案

医案 1（阴亏水火失相济，滋阴补肾通心肾）

祝某，阴精下亏，水不济火，心烦意乱，健忘多虑，神不安舍，夜不安寐，悲伤欲哭，莫能自主，月事已无定期，阻则症情尤甚，缘昔年数次殒胎而堕，精血已伤，又多忧易怒，相火偏亢，心乃致病之标，肾为受病之本，当心肾交通，坎离相济，更宜舒心达意，以助药力。

处方：

细生地 12g	小川连 2g	苍龙齿 12g	茯苓 12g
淡远志 4.5g	天冬 9g	麦冬 9g	五味子 3g
淮小麦 30g	柏子仁 9g	九节菖蒲 4.5g	

（刘越．张锡纯医案．学苑出版社）

【诠解】患者属于肾阴虚型绝经前后诸证，其在临床上常表现为阴精下亏，水不济火。肾水不足，不能上济于心，则心火独亢于上，心肾失交，临床可表现为心烦意乱、健忘多虑、神不安舍等症状，治当心肾交通，坎离相济，更宜舒心达意，以助药力。

医案 2（肾虚不足虚阳犯，壮水益精制阳光）

杜某年逾六七，经事已乱，时多时少，乍行乍断，头痛难寐，烘热阵汗。脉沉而细，舌红且干。病由育胎乳众，三次崩漏，精血为之亏损，肾精渐次匮乏，阴气衰少，龙之火升，致肾失封藏，阳虚最易浮越。治当壮水益精，以制阳光。

处方：

大生地 12g	女贞子 9g	天冬 9g	麦冬 9g
滁菊花 6g	炒丹皮 6g	煅龙骨 15g	煅牡蛎 15g
炙龟甲 9g	炒牛膝（炒炭）9g	焦知母 6g	焦黄柏 6g
羚羊粉（吞服）0.3g			

（刘越．张锡纯医案．学苑出版社）

【诠解】肾阴虚证是临床上围绝经期诸证中最常见的证型之一，患者病由育胎乳众，加之崩漏，精血为之亏损，肾精渐次匮乏，阴气衰少，龙之火升，致肾失封藏，阳虚最易浮越，故见头痛难寐，烘热阵汗。治当壮水益精，以制阳光。方中生地、女贞子、天冬、麦冬滋补肾阴、清热生津，为君药；龙骨、牡蛎、龟甲重镇安神，益精除烦；菊花、丹皮、知母、黄柏清虚热。全方共奏壮水益精之效，自然诸症痊愈。

陈雨苍医案

（绝经前后阴亏证，益肾养肝陈老方）

李某，女，48岁，干部。

初诊：1982年5月16日。近年来时感头晕、耳鸣、潮热出汗、心悸寐差，腰膝酸楚，纳少腹胀，神疲乏力，口干喜饮，月经周期正常，经量较少，色暗红，6天净，舌质偏红、舌苔薄白、脉细。血压正常，心电图未见异常。

诊断：绝经前后诸证。

辨证：肾阴亏虚证。

治则：滋肾健脾，宁心安神。

处方：益肾养肝汤（陈老验方）加减。

黑豆 12g	女贞子 15g	白芍药 10g	旱莲草 9g
川续断 15g	菟丝子 15g	酸枣仁 10g	太子参 12g
白茯苓 10g	漂白术 10g	盐陈皮 6g	山茱萸 12g
粉甘草 3g			

7剂。

二诊：1982年5月26日。上药后诸症均有好转，纳食增加，精神好转，惟潮热汗出未见明显改善，舌脉如前。药已中病，效不更方，上方加地骨皮9g。7剂。

三诊：1982年6月10日。药后诸症续减，潮热偶发，舌质淡红、舌苔薄白，脉缓。病近痊愈，以早服归脾丸、晚服六味地黄丸善后。

（谢德聪，陈应钟．陈雨苍中医妇科临床经验．科学出版社）

【诠解】患者将近七七之年，天癸渐竭，肾阴不足，肾阴益亏则不能濡养脏腑，遂发为本病。肾开窍于耳，肾阴不足，头目脑髓失养，故头晕耳鸣；阴不维阳，虚阳上越，故头面烘热汗出；肾水不足，不能上济于心，则心烦易怒，失眠多梦；腰为肾之外府，肾虚则腰膝疼痛，结合舌红少苔、脉细数，四诊合参，辨证为肾阴虚证。治疗要注意滋养肾阴，日常有阴损及阳者，故要佐以扶阳，充养天癸，平调肾中阴阳。

刘奉五医案

（肾精不足脏失养，补肾益精诸症消）

郭某某，女，44岁，工人。

初诊：1976年10月15日。近1年，月经每两三月不潮，性情急躁，头晕耳鸣，心悸怔忡，面部阵阵烘热，颜红耳赤，继之汗出，汗后身冷，腹胀不适，眼睛干涩，视物不清，有时关节疼痛，舌绛苔白，脉沉细略弦。

西医诊断：绝经期症候群，植物神经紊乱。

处方：

生地黄15g	熟地黄15g	淫羊藿12g	旱莲草12g
白芍药12g	茯神15g	枸杞子15g	女贞子15g
牛膝12g	杜仲24g	菊花12g	草决明12g
当归12g	厚朴9g	炙甘草6g	白蒺藜12g

二诊：1976年10月21日。头晕减轻，腹已不胀，睡眠好转。

处方：前方去生地继服。

三诊：1976年10月27日。诸症皆愈，心亦不慌。

处方：上方加合欢花 12g、夜交藤 15g 疏肝解郁、交通阴阳以安神。并嘱其戒怒，每隔数日服一二剂。调理 2 个月，痊愈。

（北京中医医院. 刘奉五妇科经验. 人民卫生出版社）

【诠解】肾阴虚，癸水不足，肝阳失藏，故头晕耳鸣；心肾不交，心阴不足，故心悸怔忡，面红目赤，面部烘热；水不涵木，肝失条达，故性情急躁；血不濡目，故眼干涩而视物不清。为拟滋水涵木、养血和肝之剂。方中熟地、枸杞子、女贞子、旱莲草、淫羊藿、杜仲、牛膝补肾益精，当归、生地、白芍养血平肝，菊花、草决明、白蒺藜清肝明目治头晕，茯神安心神，厚朴宽中消胀，甘草清热和中。经过三诊，自然症状痊。

凌绥百医案

（肾阴亏虚燥热生，心烦易怒益肾缓）

范某，女，47 岁。1989 年 4 月 15 日初诊。

患者头晕胀痛，耳鸣失聪，心烦心悸，面部潮热，性躁易怒，四肢麻木，血压 210/120mmHg，经期紊乱，经少色紫加血块，苔白腻中心黄，脉弦数。

辨证：肾阴亏虚，肝阳上亢。

治则：滋肾潜阳，平肝熄火。

处方：益肾汤（沙参 20g、熟地 20g、山药 20g、枸杞子 20g、菟丝子 20g、五味子 15g、女贞子 15g、桑椹子 15g、当归 10g、茺蔚子 20g、柏子仁 12g、夜交藤 20g）去当归，加山茶花、石决明各 15g，水蛭、龙骨、夏枯草各 25g。

6 剂后，血压 140/80mmHg，诸恙均减轻。续以上方去水蛭、五味子，加百合 30g、麦冬 20g。服 4 剂，诸症消除。

（马超英. 中医妇儿科医案. 上海中医药大学出版社）

【诠解】本病产生机制是肾气渐衰，天癸将绝，阴阳失调，加之妇女体质素弱，情绪不稳定，导致肝失疏泄，治疗宜观主次，肾虚为主则以补肾为先兼以疏肝，肝郁为主则疏肝为先兼以滋肾。该病例取益肾汤加减，用沙参、熟地、山药、枸杞、菟丝子滋肾养阴清肝，柏子仁、夜交藤、龙骨养心安神，共奏滋水涵木之功。

王云铭医案

（肾阴亏虚阳失藏，滋阴补肾地黄丸）

冯某，女，50岁，工人，博山区两平村人。1976年3月11日初诊。

病史：绝经半年多，现头晕，心慌，腰部酸痛，睡眠好，食纳可，二便调，血压不高。

检查：面色浮黄，舌苔薄黄，脉细数。

辨证：肾阴亏虚，肝阳上亢。

治则：补益肝肾，育阴潜阳。

处方：

熟地黄 30g	干山药 15g	山茱萸 15g	牡丹皮 9g
茯苓 15g	泽泻 9g	菊花 15g	生龙骨 20g
生牡蛎 20g	白芍 15g	珍珠母 20g	

3剂，水煎服。

二诊：1976年3月27日。药后眩晕改善大半，尚感头脑不清楚，腰酸乏力。查见：舌苔薄白，脉象沉弱。守原法加减续理。

处方：

①汤药。

熟地黄 30g	干山药 15g	山茱萸 15g	牡丹皮 9g
茯苓 15g	泽泻 9g	菊花 9g	生龙骨 20g
生牡蛎 20g	白芍 15g	枸杞子 15g	

3剂，水煎服。

②六味地黄丸 9g×10丸。

服法：先服方①之汤药3剂，每日1剂，水煎，早晚各服1次；服完3剂汤药后，服六味地黄丸20丸，每日早晚各服1丸，中午服人参归脾丸1丸。之后，未再来诊。

（王云铭. 中国百年百名中医临床家丛书·王云铭. 中国中医药出版社）

【诠解】本病的形成，主要由于肾气衰退、冲任亏虚、天癸欲竭所致。肾为先天，是生长衰老的根源肾的盛衰盈亏，都直接或间接影响到各个脏腑。本患者证属肾阴亏虚，肝阳上亢。患者已年过七七，肾阴亏损，导致阳失潜藏，故头目眩晕、腰部酸痛；阴亏火旺、心肝失养，故见心慌。舌苔薄黄、脉象细数，皆为肾阴亏虚之征。根据"虚者补之"的原则，以补益肝肾、育阴潜阳法治之，给予经典方六味地黄汤加减，服药 3 剂症状明显改善，遂继服六味地黄丸、人参归脾丸滋阴潜阳、补益心脾以收功。

王子瑜医案

（肾阴不足肝气旺，滋水涵木安心神）

张某，女，45 岁，干部，已婚。

初诊：1992 年 6 月 10 日。月经不规律 3 年。患者月经未竭，经期或前或后 1 年多，近来两月，自觉阵发潮热汗出，心烦易怒，两胁及少腹胀痛，头晕目眩，耳鸣，夜寐多梦，腰酸尿黄，舌暗红、苔薄黄，脉细弦。

诊断：绝经前后诸证。

辨证：肾阴不足，木郁气滞，心火偏亢。

治则：滋水涵木，养心安神。

处方：

枸杞子 15g	菊花 10g	生地 15g	灵磁石（先煎）15g
酸枣仁 15g	山药 15g	白芍 15g	珍珠母（先煎）30g
玫瑰花 10g	丹皮 10g	合欢皮 10g	生龙牡（先煎）各 30g

7 剂，水煎服，日 1 剂。嘱：畅情志。

二诊：1992 年 6 月 17 日。服上方后诸症减轻，故继进 10 剂，烦热、汗出、胀闷诸症消失。

（王阿丽整理. 王子瑜妇科临证经验集. 人民卫生出版社）

【诠解】该患者妇女年近"七七之年"肾气已衰，天癸近竭，而肾阴为五脏六腑阴液之根本，肾阴滋养肝阴，共同制约肝阳，使肝阳不亢。若肾阴不足，累及肝阴，使阴不敛阳，则肝阳上亢，临床上表现出情绪急躁、紧张激动、易烦易怒和失眠等症状，治疗上宜以肾为主，并重心肝，以应肝肾同源、精血互养之理。兹治以水涵木、养心安神为法，并阴阳并顾，获效常佳。

田淑霄医案

（阴虚血热五心烦，六味地黄阴津生）

张某，女，54岁，已婚。

初诊：2009年3月25日。绝经已两年，阴道分泌物少，阴道干涩灼热痒痛已1年余，诊为老年性阴道炎。伴有腰痛，五心烦热，口干喜饮，大便干，1日1次。舌红、苔薄白，脉数。

辨证：阴虚。

治则：养阴清虚热。

处方：六味地黄汤加减。

熟地 12g	山药 15g	丹皮 15g	泽泻 10g
知母 8g	山萸肉 20g	玉竹 15g	黄精 20g
五味子 10g	女贞子 20g	旱莲草 20g	地骨皮 20g

14剂。

二诊：2009年4月9日。诸症均减。舌红、苔薄白，脉数。

处方：上方加龟甲15g、鳖甲15g。连服两月而愈。

（田淑霄．田淑霄中医妇科五十六年求索录．中国中医药出版社）

【诠解】该患者七七之年已过，绝经2年，肾虚加剧。肾阴虚，虚热灼阴伤津，阴津亏少，阴部失养，以致阴道干涩热痒痛。治以针对病机，用六味地黄汤加减，滋阴生津，阴津足，阴道干涩症状自然好转，余症亦随之减轻。

胡玉荃医案

（肾阴亏虚虚火旺，滋阴平肝宁心神）

乔某，54岁。2010年3月4日初诊。

主诉：断经9个月，失眠盗汗8个月，加重2月余。

病史：末次月经为2009年6月，停经1个月左右开始出汗，现失眠盗汗，常需服安定片才能入眠，症状逐渐加重，伴心悸、气短乏力、急躁易怒，情绪不稳，时欲哭泣，甚至常有轻生的想法，四肢酸困冷痛，周身不适，近2个多月症状加重，欲轻生，纳食尚可，大便两日1次，小便正常。面色晦暗，表情淡漠。孕4产1人流3。有高血压病史，血压150/90mmHg，一直服药治疗。舌质红、苔薄少，脉弦细。心电图提示：频发室性早搏。

中医诊断：绝经前后诸证。

西医诊断：①围绝经期综合征；②高血压；③心律失常。

辨证：肾阴亏虚，心肝火旺。

治则：滋阴平肝，清心安神。

方药：

山茱萸12g	当归20g	杭白芍15g	地骨皮20g
石决明20g	珍珠母30g	钩藤15g	青葙子15g
煅龙骨30g	煅牡蛎30g	炒栀子15g	知母12g
柏子仁15g	酸枣仁15g	合欢皮20g	五味子10g
丹参15g	自然铜10g	浮小麦30g	甘草6g。

7剂，每日1剂，水煎服。

二诊：2010年3月11日。服药后盗汗、心悸、烦躁症状有所减轻。

处方：照上方再加百合10g，以加强养阴清心安神之力。

6剂，每日1剂，水煎服。

三诊：2010年3月16日。服药后盗汗缓解，面色明显好转，睡眠稍安，雨天膝、肘关节困疼，服药后自觉恶心。

处方：照第一方去自然铜，虑其质重碍胃；加川木瓜12g、狗脊10g，以强腰膝、舒筋络。

8剂，每日1剂，水煎服。

四诊：2010年3月25日。恶心消失，睡眠明显好转，四肢关节痛减轻，近日又觉烦躁，舌质红、苔黄，脉弦细数，为肝火内盛之象。

处方：照第一方去自然铜，加川牛膝20g，引肝火下行。

7剂，每日1剂，水煎服。

五诊：2010年4月16日。服药后诸症明显好转，精神好，情绪较平稳，血压稳定在120/70mmHg，已自行停药。近5天未服降压药血压亦正常，但偶有夜梦多、纳差，恐再复发，要求巩固治疗。

处方：照第一方加砂仁 6g 以理气和胃。

7 剂，每日 1 剂，水煎服。另配龟甲养阴片口服，以增强滋阴潜阳之功，防虚阳上亢而反复。

2010 年 5 月电话随访，服上药后症状基本消失，遂自行停药。

（翟凤霞．胡玉荃妇科临证精粹．人民军医出版社）

【诠解】患者正处于绝经期，肾气渐衰，冲任二脉虚衰，精血日趋不足，患者数脱于血，多产房劳者，使肾阴亏虚，表现为阴不维阳、虚阳上越，故潮热盗汗，肾阴不足以涵养肝木，加之情志不畅，郁结化热，热灼真阴，则肝肾阴虚，肝阳上亢，而见急躁易怒，情绪不稳，时有眩晕。水亏不能上制心火，心肾不交，神志不宁，故心悸、失眠；肝旺克犯脾土，使脾气虚弱，运化失职，机体气血生化乏源，不能荣养四肢肌肉，故气短乏力、周身不适、四肢酸困疼痛；心肝火旺，煎灼阴液，致心肝阴血不足，不能上荣颜面，故面色晦暗、表情淡漠、时欲哭泣。综上所述，机体阴阳失去平衡，五脏气血不相协调是发生本病的关键。故治以滋阴养血，柔肝平肝，清心安神。方中栀子、知母、地骨皮清火养阴；山茱萸、当归、白芍滋肾阴，养肝血；珍珠母、石决明、煅龙骨、煅牡蛎平肝潜阳；钩藤、青葙子清热平肝；柏子仁、酸枣仁养心安神，合欢皮解郁安神；配伍丹参、自然铜活血祛瘀以血脉通畅；浮小麦敛汗；甘草调和诸药。全方配伍得当，切合病机，功能滋阴养血、柔肝平肝、养心安神，使阴阳平衡，气血协调而诸症消失。

梁文珍医案

（更年目涩汗少寐，安更调理畅情志）

孙某某，53 岁，已婚。

初诊日期：2011 年 8 月 29 日。

主诉：绝经 3 年，多梦出汗、目涩刺痛、阴部灼热 2 年。

现病史：绝经 3 年，少寐多梦、口干出汗、目睛干涩刺痛、阴部灼热作坠，尤以夜间及睡醒时出汗明显。近 2 年来自觉眼目干涩刺痛，视物模糊，甚则初醒时眼睑干涩重着，难以自睁；同时外阴干涩灼热，疼痛难忍。大便干结，1～

2日一行。平时饮食尚可，带下色黄无异味。

曾于西医院相关科室就医，均无明显异常发现，拟诊为围绝经期综合征，服西药未效。也曾多次服用益肾养血中药，但未效。近期西医神经内科拟诊断为抑郁症并服药治疗，症状仍然未减。生育史：1-0-2-1（顺产一胎后，人工流产2次）。舌质淡暗、苔薄白，脉细微弦。

中医诊断：绝经前后诸证（肾阴虚证）。

西医诊断：围绝经期综合征。

治则：益肾填精，甘润滋补。

处方：安更汤加减。

生熟地各10g	山萸肉10g	枸杞子10g	黑豆衣10g
山药10g	炒枣仁10g	白芍10g	潼沙苑10g
当归10g	丹参10g	桑椹子10g	

10剂。

医嘱：饮食清淡，保证充分睡眠；怡情调志，避免情绪波动。

二诊：2011年9月8日。药后睡眠改善，大便正常。余症未见明显好转。舌脉同前。

处方：上方去桑椹子，加黄精、百合各10g。10剂。

三诊：2011年9月21日。药后睡眠、汗出、虚烦明显好转，大便正常。惟觉阴中灼痛、目睛干涩如旧，近觉小溲灼热淋漓。送检小便常规（－），请我院眼科大夫会诊无明显异常发现。舌脉同前。

处方：2011年9月21日方去黑豆衣，加莲子心、黄柏各5g，知母10g。10剂。

四诊：2011年10月5日。诸症向愈，小溲自调，惟阴中灼痛、目睛干涩未减。舌脉同前。

处方：上方去莲子心、黄柏、知母，加石斛、麦冬各10g。如上化裁连服40剂。

五诊～六诊：略。

七诊：2011年11月29日。诸症悉愈，惟目睛干涩难忍，自去眼科求药，服用润眼舒眼液后无效。舌脉同前。再拟甘润滋补，滋水涵木。

处方：

生熟地各 10g	山萸肉 10g	枸杞子 10g	山药 10g
炒枣仁 10g	白芍 10g	潼沙苑 10g	当归 10g
黄精 10g	制首乌 10g	丹参 10g	

15 剂。

增嘱：眼睛保健操每日 1～2 次：①轻眯双眼，由左向右，再由右向左各转动眼球 30～40 次；②双手食指由内向外顺次轻轻按摩上下目眶各 20～30 次；③顺次轻轻按摩双眼睛明、眉中目眶下缘阿是穴、瞳子髎、承泣、迎香穴各 20 次，以按摩时出现萤火虫样亮点为有效。

八诊：2011 年 12 月 26 日。欣然告知，服上药加做眼保健操后，目睛干涩逐日向愈，现神情怡然，生活愉悦。求药巩固之。舌脉同前。

停服中药，告之调情志、淡饮食、节劳逸、慎起居，坚持做眼睛保健操每日 1 次以巩固之。

（梁文珍. 梁文珍妇科临证精华. 安徽科学技术出版社）

【诠解】妇女届近绝经前后，肾气渐衰，冲任亏虚，天癸将绝，精血不足，阴阳平衡失调，出现肾阴不足，阳失潜藏，或肾阳虚衰，经脉失于温煦等肾阴肾阳偏盛偏衰现象，从而导致脏腑功能失常。故肾虚是致病之本。由于体质因素的差异，临床又有肾阳虚、肾阴虚或肾中阴阳俱虚之不同表现，而以肾阴虚最为多见。因本病的发生，主要为肾气虚衰、冲任不足，治疗应以补肾气、调冲任。用药不宜辛温香燥，以防损耗津液，犯"虚虚之戒"；此外还宜调情志、节嗜欲、适劳逸、慎起居等配合治疗，并排除其他器质性疾病。

田理医案

（心烦汗出阴亏虚，滋肾柔肝左归丸）

郝某，女性，46 岁，会计。2012 年 6 月 15 日初诊。

主诉：停经 3 个月，伴烘热汗出、心烦易怒 2 个月。

现病史：患者 3 个月前月经干净后，至今未再来潮，曾就诊于当地医院，查尿 HCG 阴性，B 超发现子宫肌瘤（约 1cm），未予重视，近 2 个月无明显原因，出现烘热汗出、脸面潮红，潮热 5～6 次／日，伴心烦易怒、心悸、失眠多梦、头晕耳鸣、腰膝疼痛，遂就诊于我院。

四诊摘要：停经 3 个月，烘热汗出，脸面潮红，心烦易怒，心悸，失眠多梦，头晕耳鸣，腰膝疼痛，口干喜饮，纳差，大便干，小便调，舌红少苔，脉细数。

经带胎产史：14 岁月经初潮，6 天 /30 天，量中，色红，无血块，无痛经。患者近半年来，周期 20～23 天，经期 3～4 天，量较前减少一半，色鲜红，无痛经等不适。LMP：2012 年 3 月 10 日 4 天净，量色质同既往，无腹痛及腰痛。G4P1，无生育要求。白带量少，色白，阴中干涩。

专科及辅助检查：妇检：外阴阴性；阴道畅；宫颈光滑；子宫后位，常大，活动，无压痛；双附件未扪及明显异常。今日 B 超提示子宫肌瘤（直径约 1cm）；性激素：FSH 63.75mIU/ml，LH 34.75mIU/ml，β–HCG 阴性。

诊断：绝经前后诸证（围绝经期综合征）。

辨证：肾阴虚证。

治则：滋肾柔肝，养心安神。

处方：左归丸（《景岳全书》）加减。

生地黄 10g	山药 15g	枸杞子 10g	山茱萸 10g
菟丝子 15g	鹿角（先煎）10g	当归 5g	龟甲（先煎）10g
白芍 15g	女贞子 25g	百合 20g	薄荷（后下）10g

8 剂，水煎服，2 日 1 剂，日 3 次。

另予甘麦大枣汤（《金匮要略》）：甘草 10g、小麦 10g、大枣 10g，泡水顿服。

二诊：药后患者潮热次数减少，情绪明显好转，但仍觉失眠多梦。

处方：前方去鹿角，加鳖甲 10g、远志 10g。连服 8 剂。

三诊：药后患者诸症基本消失，白带较前增加，阴道干涩缓解，继服 8 剂，嘱规律生活，保持乐观心态。

（田理，王飞．跟师学临床：中医临床医案解析．中国医药科技出版社）

【诠解】四诊合参，结合辅助检查及妇科检查，即可诊断为绝经前后诸证。七七之年，肾气渐虚，阴阳失调，肾阴虚精血不足，脑窍失养则头晕耳鸣，外府失养则腰膝酸楚；肾水不能上奉于心则心悸寐差，阴虚阳浮则潮热汗出；阴虚精少则口干喜饮。肾阳虚，脾失温煦，运化失职则纳少脘胀，舌质偏红亦为阴虚之征。根据患者肾阴亏虚的病理特点，当予以滋养肾阴之剂，方选左归丸加减，绝经前后诸证以肾虚为本，临床以肾阴虚居多，治疗要注意清热不可过于苦寒，更不可妄用攻伐，以免犯"虚虚之戒"；补阴之剂可酌用补阳之药，谓"善补阴者，必于阳中求阴"；人体衰老是自然规律，嘱患者要乐观面对。

马大正医案

（烘热汗出寐欠安，滋阴潜阳风引汤）

蔡某，40岁。

初诊：2006年5月23日。3月14日因多发性子宫肌瘤行双侧子宫动脉介入疗法，末次月经2月26日来潮，现停经近3个月未转，性激素检测：促黄体生成素131.38mIU/ml，促卵泡生成素53.67mIU/ml，雌二醇25pmol/L。B超检查提示：最大肌瘤29mm×30mm×31mm，子宫内膜厚度3mm。1个月来面部及上半身经常感到潮热出汗，夜间尤甚，盗汗，寐欠安，纳可。生育史：1-0-0-1。舌淡红、苔薄白，脉细。

西医诊断：①围绝经期综合征；②多发性子宫肌瘤。

辨证：肾阴亏虚证。

治则：平肝潜阳，养阴止汗。

处方：风引汤加减。

干姜 3g	龙骨 15g	桂枝 3g	甘草 6g
牡蛎 15g	寒水石 15g	滑石 15g	赤石脂 15g
紫石英 15g	石膏 10g	炙大黄 9g	鳖甲 12g
龟甲胶（烊冲）10g	糯稻根 20g	白薇 12g	

7剂。

二诊：2006年5月29日。潮热次数减少，程度明显减轻，仅局限在面部，出汗减少，寐佳，舌脉如上。中药守上方续进7剂。

三诊：2006年6月5日。潮热消失，无不适，舌脉如上。中药守上方续进7剂。

（马大正．马大正中医妇科医论医案集．中医古籍出版社）

【诠解】该患者为早发更年期，曾行双侧子宫动脉介入疗法，诱发卵巢功能减退所致，并经性激素定量检测确诊。面部、上半身潮热出汗，夜间尤甚，盗汗，仍属阴虚内热、肝阳上亢之征，故以风引汤平肝潜阳。风引汤是一张清热熄风镇潜的方剂，当然此风系内风而非外风，与《素问·至真要大论》中的"诸暴强直，皆属于风"者同。由于阴虚较重，故以鳖甲、龟甲胶、糯稻根、白薇滋阴潜阳、清热敛汗，共奏奇效。

徐敏华医案

（阴虚血少心烦悸，养血滋阴诸症消）

王某，女，53岁。2008年3月31日初诊。

心悸不宁反复发作4年。患者近4年来经常感觉心悸不宁，心烦少寐，梦扰纷纭，头晕腰酸，手足心热，腑行自调，纳可。多次做心电图均示正常。有高血压症、高血压病史，血压130/100mmHg，苔薄、舌嫩红，脉细数。

辨证：阴虚血亏，虚火上扰，心神失宁。

治则：滋阴养血，安神定志。

处方：

生地15g	麦冬12g	黄连6g	当归12g
丹参15g	远志9g	柏枣仁各15g	钩藤（后下）12g
菖蒲9g	郁金12g	龟甲15g	槐米30g
白芍15g	黄芩15g	枳壳12g	桑寄生18g
川牛膝15g	合欢皮30g		

7剂。

二诊：2008年4月7日。心悸略平，夜寐渐安，梦扰纷纭，怵惕不宁，血压尚平，苔薄、舌嫩红，脉细滑。治再原法出入。

处方：上方加知母12g，龙骨、牡蛎各30g，去龟甲、槐米。续服3个月。

三诊：2008年7月2日。心悸心烦明显减轻，夜寐渐安，血压140/76mmHg，苔薄、舌胖嫩，脉细。再守原法巩固疗效。

（上海市中医文献馆编.跟名医做临床·内科难病（七）.中国中医药出版社）

【诠解】围绝经期诸证中病机多以肾阴虚为主，因妇女肾气衰退，天癸欲竭，养阴之精血减少，易出现阴虚之症。肾精亏虚，精血同源，无以转化，故亦见血虚之证。该患者主要表现为心悸心烦、头晕腰酸，并伴有高血压病史，故以滋阴养血为法给予治疗，效果良好。

肾阳虚衰证

徐敏华医案

（更年阳衰汗出烦，温肾健脾养心神）

顾某，女，59 岁。2009 年 8 月 20 日初诊。

患者绝经 10 年，经常心悸惊恐，汗出心烦，眩晕耳鸣，形瘦腰冷，胃纳欠佳，大便易溏，夜不安寐。有高血压史，近期血压波动在（150～160）/（90～95）mmHg，心电图正常，苔薄腻、舌紫夹瘀，脉沉细。

辨证：心脾肾三脏同病。

治则：益气温阳，健脾养心。

处方：

黄芪 15g	党参 12g	桂枝 6g	白芍 12g
白术 12g	菖蒲 9g	广郁金 12g	钩藤（后下）12g
龙齿（先煎）30g	远志 9g	茯神 15g	麦冬 12g
黄连 6g	五味子 6g	淮小麦 30g	甘草 6g
大枣 10g			

7 剂。

二诊：2009 年 8 月 27 日。服上药后，汗出明显减少，心烦稍瘥，仍惊惕心悸，耳鸣少寐，胃纳一般，大便易溏，血压 150/80mmHg，苔薄白、舌紫，脉沉细。治再原法出入。

处方：

菖蒲 9g	广郁金 12g	钩藤 12g	龙齿（先煎）30g
远志 9g	党参 15g	茯苓 15g	麦冬 12g
五味子 6g	磁石 30g	白芍 12g	白术 12g

砂仁（后下）3g　桂枝 6g　　　淮小麦 30g　　　甘草 6g

大枣 10g

14 剂。

三诊：2009 年 9 月 10 日。药后精神渐振，心烦汗出明显改善，夜寐渐安，大便基本成形，脱发，面色少华，血压 150/80mmHg，舌嫩红、苔薄白，脉细软，原法堪称合度，继续原法守治。

处方：上方加当归 12g，去砂仁、远志。

再服 2 个月后复诊，诸恙均好转。

（上海市中医文献馆编. 跟名医做临床·内科难病（七）. 中国中医药出版社）

【诠解】围绝经期综合征以肾中阴阳偏虚为病因病机之根本，症状演变之总纲，虽常见多种复杂兼证，但分型论治时仍以阴阳虚证为主，结合寒热错杂的复杂证候而辨证本病。偏阳虚证，可见心烦易激动，神疲乏力，面浮肢肿，或胃脘胀痛或大便溏泄，或夜寐多梦，或心慌怔忡，舌质淡红、苔白腻，脉细或沉。故辨证时以心脾肾三脏同病。以益气温阳、健脾养心为法，方可见效。

肾虚湿热证

徐敏华医案

（肾虚湿热尿频急，化湿通淋便畅通）

匡某，女，55岁。2009年7月16日初诊。

尿频尿急1年，伴腰酸。患者近1年来反复尿路感染，间断服用抗生素治疗，停药则反复，尿频尿急，夜尿3～4次，腰酸，嗳气脘痞，肢体肿胀，大便秘结，苔薄、舌嫩、尖红绛，脉细软。

辨证：肾虚湿热内蕴，膀胱气化失宣，脾胃升降失和。

治则：益肾清相，化湿通淋，和胃调中。

处方：

生地 18g	当归 12g	白芍 12g	茯苓皮 30g
枳壳 12g	柴胡 12g	香附 12g	黄芩 12g
通草 6g	车前子 30g	滑石 30g	川牛膝 30g
牡丹皮 15g	丹参 15g	陈皮 12g	苏梗 12g
甘草 6g			

7剂。

二诊：2009年7月23日。尿频、尿急尚未改善，得食脘痞泛恶，大便已畅，苔薄、舌嫩红，脉细软。再宗原法出入。

处方：

藿苏梗各 12g	枳壳 12g	陈皮 12g	姜半夏 15g
姜川连 6g	滑石 30g	车前子 30g	白豆蔻 3g
瓜蒌皮 30g	佛手片 9g	生薏苡仁 30g	益智仁 12g
粉萆薢 15g	荷叶边 15g	甘草 6g	

30 剂。

三诊：2009 年 8 月 24 日。尿频、尿急轻减，夜尿仅两次，纳谷甚佳，泛恶已平，苔薄腻前半已化、舌红，脉细滑。治再宗原法出入。

处方：

姜半夏 15g	枳壳 12g	砂仁 3g	生薏苡仁 30g
车前子 30g	生地 15g	山萸肉 12g	益智仁 12g
菟丝子 30g	粉萆薢 15g	蚕茧壳 9g	知黄柏各 9g
猪茯苓各 12g	甘草 6g		

30 剂。

四诊：2009 年 9 月 27 日。尿频、尿急已瘥，脘痞亦轻，纳谷渐安，苔薄、舌嫩红，脉细滑。治再原法出入。

（上海市中医文献馆编．跟名医做临床·内科难病（七）．中国中医药出版社）

【诠解】妇女届近绝经前后，肾气渐衰，冲任亏虚，天癸将绝，精血不足，阴阳平衡失调，出现肾阴不足，阳失潜藏，或肾阳虚衰，经脉失于温煦等肾阴肾阳偏盛偏衰现象，从而导致脏腑功能失常。故肾虚是致病之本。肾虚湿热内蕴，膀胱气化失宣，脾胃升降失和。故见尿路感染，尿频尿急，夜尿3～4次，腰酸，嗳气脘痞，肢体肿胀，大便秘结，苔薄、舌嫩、尖红绛等症状。治以益肾清相，化湿通淋，和胃调中。先用利水解毒之品，后期酌加补肾药以固其根本。

肾虚血瘀证

秦亮甫医案

（肾虚血瘀寐不佳，二仙加减阴阳调）

杨某，女，55 岁。1995 年 2 月 8 日初诊。

初诊：烦躁，潮热，伴夜寐不佳年余。2 年前月经开始紊乱，近半年月经已绝。曾在外院查血清 FSH 68.5U/L，血浆雌二醇（E_2）130.98pmol/L。确诊为围绝经期综合征。舌淡红中裂、苔薄，脉沉细。

诊断：绝经前后诸证（围绝经期综合征）。

辨证：肾虚血瘀。

治则：滋肾活血，平肝潜阳。

处方：加味二仙汤。

知母 9g	黄柏 9g	当归 9g	生地黄 15g
桑寄生 15g	杭白芍 15g	石决明（先煎）30g	巴戟天 9g
仙灵脾 9g	仙茅 9g	红花 9g	怀牛膝 9g
五味子 9g			

14 剂，水煎服，日 1 剂。

二诊：1995 年 2 月 22 日。烦躁、潮热，伴夜寐不佳略有好转，舌淡红中裂、苔薄，脉沉细。

处方：拟上方再进 14 剂。

经过半年的中药内服后，烦躁、潮热，伴夜寐不佳症状明显减轻，晚上能睡 5 个小时。

（沈惠风. 秦亮甫临床经验集萃. 上海中医药大学出版社）

【诠解】本例辨病为绝经前后诸证（围绝经期综合征），证属肾虚血瘀。中医认为本病的发生责之于肾虚。如《素问·上古天真论》曰:"女子七岁肾气盛,齿更发长;二七而天癸至,任脉通,太冲脉盛,月事以时下,故有子……七七任脉虚,太冲脉衰少,天癸竭,地道不通,故形坏而无子也。""七七"之年,肾气日衰,天癸渐竭,此为女性正常衰退过程。若因体质因素、疾病、社会环境、精神因素等原因,机体不能很好地顺应这一生理变化,使得阴阳失衡,脏腑功能失调,出现诸多症状而发为本病。肾虚为致病之本,肾的阴阳平衡失调,又导致心、肝、脾等多脏的病理改变及痰瘀等病理产物的生成,使本病临床表现多样。患者肾阴不足,不能上济心火,心火独亢,故出现烦躁、潮热、伴夜寐不佳等证候;乙癸同源,肾阴不足,精亏不能化血,导致肝肾阴虚,肝失柔养,肝阳上亢,出现肝火旺的证候。机体气机运行不畅,使得精血瘀滞,故调整肾脏阴阳平衡是治疗本病之根本,方取二仙汤合桑寄生、牛膝补益肾气,调整阴阳,佐以石决明、红花、白芍、五味子平肝潜阳安神,效不更方,续服月余,诸症消失,病获痊愈。

梁文珍医案

(头晕少寐烘热汗,安更化裁诸症消)

赵某某,47岁,教师,已婚。

初诊日期:2010年1月6日。

主诉:经乱伴头晕、心慌、少寐、烘热汗出1年,加重5个月。

现病史:月经紊乱伴头晕、心慌、少寐、烘热盗汗,时轻时重1年,近5个月明显加重,曾多次中西医治疗未效。以往月经6～7天/21～24天,LMP:2009年3月5日～3月10日。经量少、色暗红、质黏稠、小血块,腹痛、乳胀、腰酸,平时带下量多、色黄、腥秽。现月经9月未至,小腹时有胀楚不适。饮食、二便自调。以往素有乳腺小叶增生及附件炎病史。上月在他院检测性激素六项,其中FSH 50.60mIU/ml,LH 21.76mIU/ml,血浆雌二醇$E_2 < 10$pmol/L。拟诊为围绝经期综合征。生育史:1-0-0-1(顺产一胎,上避孕环13年后已取环1年,现工具避孕)。妇科检查:外阴婚产式;阴道畅;宫颈轻度糜烂,单纯型,充血;宫体后位,正常大小,质中,活动欠佳;附件双侧增厚,质韧,压

痛（一）。舌质淡红边有瘀斑、苔薄白，脉滑微弦。

西医诊断：围绝经期综合征。

中医诊断：绝经前后诸证。

辨证：肾虚血瘀证。

治则：益肾填精，解郁化瘀。

处方：安更汤化裁。

当归 10g	生地 10g	赤白芍各 10g	三七末 5g
夜交藤 10g	茯神 10g	丹皮 10g	丹参 10g
透骨草 10g	郁金 10g	黑豆衣 10g	

10 剂。

医嘱：饮食清淡，忌油腻、生冷、煎炸、辛辣食物；保证充分睡眠，忌过劳，养心怡情。

二诊：2010 年 1 月 18 日。药后诸症明显减轻，近因劳累，颜面肢体轻度水肿，小腹胀满，自测腰围加长 2cm，体重增加 1.5kg。乳房 B 超提示：双侧乳腺小叶增生症；盆腔 B 超所见：子宫正常大小，内膜厚 5mm，双侧附件区未见明显异常回声。已去肾内科及心血管内科检查未见明显异常，均建议中医妇科调治。舌脉同前。

处方：上方易丹皮、赤芍为黄芪 15g、桂枝 10g、茅根 30g。

10 剂。再嘱清淡饮食，注意休息。

三诊：2010 年 1 月 30 日。药后平和，诸症减轻，水肿消退，腰酸明显，舌脉同前。

处方：二诊方加川牛膝 10g。

10 剂。

四诊：2010 年 2 月 13 日。诸症基本消失，惟稍事劳累后仍觉腰酸、头晕、少寐、虚烦，舌脉同前。

处方：拟首诊方去郁金，加百合 10g。

10 剂。半年后患者告之四诊后诸症渐愈，已能参加社区活动，无任何不适反应。

（梁文珍．梁文珍妇科临证精华．安徽科学技术出版社）

　　【诠解】本案虚瘀夹杂，拟方不可因虚而畏攻，也不可因瘀而畏补，拟方之要在于恰中病机，方可收效如愿。中医认为，本案素有月经周期偏短、经期偏长、经量偏少、色暗红、质黏稠夹血块及腹痛、乳胀、腰酸等瘀血阻滞病史，刻下月经停闭，伴心慌、少寐、烘热、盗汗，参合舌脉，当为肾虚血瘀证。肾气虚衰，血行虚滞而加重血瘀；宿瘀内留，生新不力而加重肾虚；如此互为因果，致使病情迁延而日趋加重。治宜益肾填精，解郁化瘀。然本案生理上肾气日渐衰退，脏腑气血日趋虚弱，故拟方用药补不可滋腻，攻不可克伐。药用当归、生地、白芍甘补酸收，滋阴生津，养血敛阴；夜交藤、茯神、黑豆衣甘缓平补，滋阴除热，宁心安神，养肝敛汗；三七末、赤芍、丹皮、丹参甘缓辛散，微寒清肝，理气行滞，和血散结；透骨草、郁金行气解郁，活血通络，散瘀止痛。全方寓行于补、补行结合，以冀三阴调和、气血流畅之效。

肝气郁结证

朱南孙医案

（气机失畅郁结证，疏肝解郁畅情志）

丁某，女，55岁，已婚。2004年10月27日初诊。

初诊：停经10年，自觉有气阻隔体内，胀闷不舒9年，多方求医未效，曾服激素、更年安、逍遥丸等治疗，效不明显。刻下自觉有气阻隔在头部、牙龈、胸膺部、胃部、乳房及小腹等部位。纳可便秘。舌暗红、苔黄腻，脉细。

辨证：患者发病前有因家庭感情问题而致情绪抑郁，肝气郁结。

治则：平肝解郁，疏利气机。

处方：

甘草 9g	淮小麦 30g	大枣 10g	广郁金 9g
合欢皮 15g	合欢花 12g	炙龟甲 9g	旋覆花 12g
代赭石 30g	枳壳 12g	桔梗 9g	川牛膝 15g
乌药 9g	柴胡 9g	川芎 15g	制香附 12g

7剂，水煎服，日1剂。

二诊：服药第4天，自觉气机调畅，头部气机阻隔开始好转，往足底走，自觉耳朵口内往外吐气，近2天自觉全身各处气往下游走，舒适较多，放松不少，舌暗红、苔薄，脉细。继守原方，服药1个月，气机紊乱严重状况明显改善，体内所有气机往下走，自觉明显舒适许多。上法出入加减，再调治近3个月，患者自觉气机舒畅，无明显不适。后随访2个月，情况稳定。

（朱南孙．中华名中医治病囊秘·朱南孙卷．文汇出版社）

【诠解】妇女一生"有余于气，不足于血"。本例患者年近七七之时，正值绝经前后时期，机体处于肾气渐衰，天癸渐竭，冲任二脉虚之时，复受情伤，使气机不畅，肝气郁结于内而发症状，故治疗重在平肝解郁、疏利气机。方中多用理气之品，通上宽中畅下，则使气机调顺。同时加以补肾调理机体气血，气血和顺，诸症得平。

肝郁血虚，心神失养证

祝谌予医案

（血虚气旺神失养，甘麦大枣逍遥调）

患者，女。

初诊：抑郁不畅，情绪波动较大，心烦心悸，恍惚多梦，无故悲伤哭泣，喜静怕乱，胸闷太息，舌淡苔白，脉弦细。

治则：疏肝解郁，养血安神。

处方：逍遥散合甘麦大枣汤加减。

当归 10g	白芍 10g	生地 10g	熟地 10g
柴胡 10g	白术 10g	茯苓 15g	炙甘草 6g
生麦芽 30g	大枣 10 枚	菖蒲 10g	远志 10g

水煎服，每日 1 剂，共 7 剂。用药后胸闷太息症状消失，心烦心悸、恍惚多梦症状缓解，心情舒畅，叮嘱其继服上方以巩固病情。

（丛春雨．近现代 25 位中医名家妇科经验．中国中医药出版社）

【诠解】女性在这一时期中，由于卵巢功能逐渐衰退，雌激素水平下降，会出现以植物神经紊乱为主伴有精神心理症状的一组症候群，西医学称为"围绝经期综合征"。中医学谓之"经断前后诸证"是指妇女在绝经前后围绕月经紊乱或绝经而出现烦躁易怒、失眠健忘、精神倦怠、头晕目眩、耳鸣心悸、腰背酸痛、手足心热、皮肤蚁行感等症状的疾病。处于围绝经期的妇女，肾气衰弱，肝肾亏虚，加之"妇人善怀而多郁，又性喜偏隘"，故极易产生紧张忧郁。如若情志不遂，忧郁忿怒伤肝，使肝失疏泄，故表现出情绪波动较大，心烦心悸，恍惚多梦。若肝疏泄调节不及，肝气郁结不行，则表现出无故悲伤哭泣，喜静怕乱，胸闷太息。正如朱丹溪所说："百病皆生于气，而于妇人尤为甚。"因此方用逍遥散合甘麦大枣汤加减，以疏肝解郁、养血安神，使病情得缓。

脾虚不运证

刘云鹏医案

（脾虚不运心失养，健脾养血归脾汤）

江某，女，50岁。

初诊：2005年12月26日。头晕、心慌、寐差3年。48岁绝经，现头晕，心慌，汗多，口干，纳差，便溏，寐差，夜尿频，精神紧张，舌红、苔黄、齿痕，脉搏74次/分。

辨证：脾虚不运，心失所养。

治则：健脾养血。

处方：归脾汤加味。

党参 15g	白术 12g	茯苓 10g	炙远志 12g
当归 12g	黄芪 20g	酸枣仁 15g	木香 10g
甘草 6g	煅龙牡 30g	夜交藤 30g	浮小麦 30g
大枣 10g	法半夏 10g	陈皮 10g	益智仁 15g
乌药 10g	桑螵蛸 12g	小茴香 10g	

14剂，水煎服。

二诊：2006年1月5日。症状明显减轻，仍寐差，尿频，舌暗红、苔黄厚、有齿痕，脉搏72次/分。

处方：

陈皮 10g	法半夏 10g	茯神 10g	甘草 6g
枳实 10g	竹茹 10g	炙远志 10g	酸枣仁 15g
柴胡 10g	当归 10g	白芍 15g	白术 12g
黄芩 10g			

14 剂，水煎服。后病愈。

（黄缨．刘云鹏妇科医案医话．人民卫生出版社）

【诠解】前人有"天癸既绝，治在太阴"的说法，故在调治心、肾、子宫的同时，注意脾胃的变化，重视脾胃功能在围绝经期综合征治疗中的地位。对于围绝经期诸证，中医大多责之于肾之阴阳偏盛偏衰，本病仍以辨证为基础，据其头晕心慌、腹泻纳差、难寐等诸症辨其为脾虚，不能上输精微于心，心血失养；夜尿频多，为肾气不固，治以健脾养血加温肾收敛之品即效。二诊时上症明显好转，血压偏高，舌暗红、苔黄厚、有齿痕，此为脾虚生痰、痰热内扰之候，继以温胆汤加养血安神之品收功。

路志正医案

（湿困脾土中阳阻，藿香紫苏显奇功）

杨某，女，49 岁。2001 年 9 月 16 日初诊。

主诉：绝经 2 年，伴头晕头重、肢体困重等不适 2 个月。

现病史：近来因天气炎热，游泳后食凉饮冷，出现纳呆腹胀，食欲减退，头晕头重、肢体困重，大便烂黏腻不爽，舌质淡红、苔白腻，脉弦滑细。自服补中益气丸 1 个月症状未改善。经相关检查，诊断为围绝经期综合征。

辨证：湿困脾土，中阳被阻。

治则：芳香醒脾，燥湿行气。

处方：

藿香 12g	紫苏梗 12g	布渣叶 12g	厚朴 12g
泽泻 12g	白术 9g	陈皮 9g	茯苓 15g
白芷 6g			

水煎服，每日 1 剂，共 5 剂。

二诊：药后头晕头重、肢体困重等症好转，食欲增进，仍腹胀，舌淡红、苔薄白，脉沉细。

处方：上方去布渣叶、白芷，加川芎 6g、山药 12g。

连服 10 剂，诸症消失，精神好，食欲正常。

（杨建宇，李剑颖，张凯，等.国医大师疗病丛书·国医大师治疗妇科病经典医案.中原农民出版社）

【诠解】人体运化水湿的功能主要在于脾，脾胃是气机升降、水湿代谢的枢纽，脾阳若被湿邪所困或耗伤，则气机壅滞，水湿代谢紊乱，临床表现为头面肢体水肿、脘腹痞胀、纳呆食少、大便溏泄不爽、肢体沉重、体倦乏力、苔腻口黏等，此乃虚实夹杂之证。治疗时，应先于健脾理气利湿，待湿邪症状消失后，再滋肾养肾、调理根本，往往能获得良效。常用药有白术、苍术、茯苓、砂仁、厚朴、陈皮、藿香、紫苏梗、泽泻等。"七七"妇人，宜当"补后天养先天"，故嘱饮食清淡，忌油腻、生冷、煎炸、辛辣食物，以健营血生化之乡。

肝肾阴虚证

李继昌医案

（绝经心烦烘热汗，归芍六味滋肝肾）

姚某，女，49岁。

绝经5个月余，五心烦热，烘热出汗，心悸少寐，烦躁易怒，腰膝酸痛，头晕目眩，耳鸣，血压波动范围（140～160）/（80～110）mmHg，舌边尖红、花剥苔，脉细弦兼数。

辨证：肝肾阴虚，肝阳上亢。

治则：滋肾养肝潜阳。

处方：归芍六味汤加减。

当归 15g	杭芍 12g	熟地 15g	山茱萸 9g
粉丹皮 9g	茯苓 12g	怀山药 15g	海桐皮 15g
煅龙骨 15g	煅牡蛎 15g	怀牛膝 12g	甘草 3g

二诊：上方连服3剂后，除心烦少寐无明显改善外，余症均有好转，舌边红，脉细数。

处方：仍守上方，减怀牛膝，加麦冬9g、五味子9g续治。

三诊：上方服6剂后各症状更见好转，改用六味地黄丸，每晚用淡盐开水调服一丸，月余而愈。

（黄瑛．妇科病证．上海科学技术出版社）

【诠解】由于肾气衰退，精血不足，阴阳失调，脏腑功能失常，内损五脏，五脏之伤，穷必及肾，肾阴不足，阳失潜藏，故全身烘热汗出，心悸少寐，烦躁易怒，腰膝酸痛，头晕目眩，耳鸣。故治宜滋肾养肝，补水泻火。方用归芍六味汤，用当归、杭白芍加强养血柔肝之效，故三诊后诸症悉平，可改用六味地黄丸善后。

韩百灵医案

（木郁化火胃失和，滋阴和胃泻肝火）

李某，女，47岁，干部。1979年10月3日初诊。

病史：2年来月经常先期，血压偏高，时感头晕目眩，颈面烘热，胸闷气短，烦躁易怒，不能自制，咽干口苦，脘痞纳呆，倦怠乏力，便秘溲黄，西医诊为"围绝经期综合征"，经用激素治疗效果不佳。时值经期，量多色鲜红，舌质淡红略胖、舌苔薄黄少津，脉沉细而弦。

辨证：肝肾阴虚，木郁化火，脾胃失和。

治则：滋阴泻火，平肝和胃。

处方：

钩藤 15g	白蒺藜 15g	焦栀子 15g	龙胆草 10g
玄参 15g	麦冬 15g	石菖蒲 15g	厚朴 10g
焦三仙各 10g	茯苓 15g	何首乌 15g	丹参 15g
甘草 5g

5剂，水煎服，日1剂，早晚分服。

二诊：1979年10月9日。服药后，烦躁潮热发作减少，睡眠略有改善，月经已止，行经6天。现仍纳少，食后泛恶，左侧胸胁痛楚，舌渐润，脉象同前。再依前法。

处方：原方减去丹参、玄参，加半夏10g、竹茹15g以降逆止呕；加姜黄10g，以活络止痛。

给予4剂，服法同上。

三诊：又按上方连服10剂。

四诊：1979年10月30日。烦躁潮热已多日未发作，睡眠尚可，纳食渐增。昨日月经来潮，头晕目眩，肢面浮肿，腹部胀痛，舌淡红、苔薄白，脉沉细弦。治以养血调经。

处方：

当归 15g	鸡血藤 15g	川芎 10g	赤芍 15g
川楝子 10g	延胡索 10g	香附 15g	台乌药 10g
半夏 10g	砂仁 10g	夜交藤 20g	女贞子 15g
甘草 5g			

4 剂，服法同前。

五诊：1979 年 11 月 3 日。月经已止，头晕已除，烦躁潮热未发，惟肿势未消，略有便秘。拟以补益肝肾、健脾渗湿之法。

处方：

女贞子 10g	旱莲草 10g	枸杞子 9g	茯苓 12g
白术 9g	半夏 9g	陈皮 15g	厚朴 10g
汉防己 15g	神曲 15g	刘寄奴 15g	

7 剂，隔日 1 剂，水煎服。

上方加减共服 20 剂，浮肿尽消，诸症悉减。予二至丸，嘱每日睡前服 20 粒。

（董建华．中国现代名中医医案精粹．第 3 集．人民卫生出版社）

【诠解】本例属西医上的"围绝经期综合征"，该患者阴虚偏盛，故自感颈面烘热、咽干口苦、月经量多色红；肝木体阴而用阳，肝阴亏虚，肝阳上亢，故血压偏高、头晕目眩、烦躁易怒；肝木旺而克脾土，故感脘痞纳呆、倦怠乏力。因此中医诊断为绝经前后诸证，辨证属肝肾阴虚、肝阳上亢、胃失和降证。故方中麦冬、玄参、栀子滋阴、清泻虚火；钩藤、蒺藜、龙胆草平肝潜阳、镇肝熄风以除眩晕不适；并配伍半夏、焦三仙、厚朴、竹茹清泻胃火、宽中理气，使脾胃升降和顺。同时，患者胸闷、寐少梦多，乃属阴血亏虚，不能上荣于心脑，故给予夜交藤、合欢花等安神益智治疗，药效尚佳。临证随症加减调理，故五诊以益肝肾、健脾胃为主，并以二至丸缓调继后，此乃急则治标、缓则治本之治方大法。

刘云鹏医案

医案 1（水不涵木虚火逆，枸杞地黄滋明目）

侯某，女，58 岁。

初诊：2005 年 6 月 3 日。绝经 2 年余，腰背疼痛 1 月余，伴左眼视物有黑影。患者近 1 个月来感腰背疼痛不适，伴夜晚汗出口干，时感五心烦热，左眼视物时有黑影，双乳时有胀痛，纳可，二便调，舌红、苔灰薄，脉搏 75 次 / 分。既往史：3 年前因乳腺纤维瘤行切除术，有血小板减少病史。

辨证：肝肾阴虚，虚火上炎。

治则：滋肾养阴，平肝明目。

处方：杞菊地黄丸口服，一贯煎加味。

北沙参 12g	麦冬 15g	当归 15g	生地 15g
枸杞子 12g	川楝子 9g	桑叶 9g	菊花 9g
磁石 30g	太子参 20g	玄参 15g	丹参 20g

7 剂。

二诊：2003 年 11 月 17 日。服上药后左眼黑影变淡，汗出好转，口干及五心烦热好转。仍感左乳痛，腰背痛，舌红、苔薄、有齿痕，脉搏 76 次 / 分。

处方：守上方加蒲公英 30g、白芍 30g。

7 剂。

2005 年 6 月因他病就诊时诉服上方诸症消失。

（黄缨．刘云鹏妇科医案医话．人民卫生出版社）

【诠解】年逾七七，天癸已竭，肝肾阴虚，相火上扰，阳无所附，营阴外泄，症见潮热频发，汗出津津；肾水亏乏，心阴失济，君火不宁，则见心烦少寐等症。患者绝经 2 年，五心烦热，身热，夜汗出，腰背疼痛，视物异常，乃肝肾阴虚、虚火上炎所致，故予中成药杞菊地黄丸口服以滋肾养阴、平肝明目。一贯煎加味养肝阴，方中重用生地为君，滋阴养血以补肝肾，以当归、麦冬、沙参、枸杞为臣，配合君药滋阴养血生津以柔肝，更用少量川楝子疏泄肝气为佐使，共奏滋阴柔肝疏肝之效，服药 7 剂，诸症好转，惟左乳掣痛、腰背痛，故仍守上方加蒲公英、白芍以养阴柔肝、散结止痛，水火既济，阴阳平衡，病自愈。

医案 2（肝肾阴虚盗汗出，当归六黄甘麦汤）

李某，女，50 岁。

初诊：2005 年 10 月 13 日。绝经一年半，心烦、盗汗 2 年。患者近 2 年来出现盗汗，心烦，失眠，全身无力，精神差，纳可，二便调。舌红、苔灰黄。脉沉细软，68 次 / 分。

辨证：肝肾阴虚。

处方：当归六黄汤合甘麦大枣汤加味治疗。

当归 6g	生地 6g	黄芩 6g	黄柏 6g
熟地 6g	黄芪 12g	黄连 6g	甘草 6g
麦冬 9g	大枣 12g	煅龙牡各 30g	

7 剂。

二诊：2005 年 10 月 20 日。诉失眠、盗汗较前好转，仍觉心烦乏力，尿急、尿频，夜尿次数增多，3 ～ 4 次 / 夜，纳可，大便正常。舌红、苔灰。脉缓，62 次 / 分。

处方：丹栀逍遥散合大补阴丸加味。

柴胡 9g	当归 9g	白芍 9g	白术 9g
茯苓 9g	甘草 3g	牡丹皮 9g	炒栀子 9g
黄柏 9g	知母 9g	熟地 9g	炙龟甲 15g
浮小麦 30g	大枣 12g	煅龙牡各 30g	夜交藤 30g
酸枣仁 15g	木香 9g		

14 剂。

三诊：2005 年 11 月 17 日。服上方后现已无盗汗，腰略疼，白带少，无异味，心情烦躁，口略干，睡眠欠佳，小便频，无痛，大便正常。

处方：大补阴丸加味。

黄柏 9g	知母 9g	熟地 9g	炙龟甲 15g
煅龙牡 30g	远志 9g	酸枣仁 15g	茯神 15g
牛膝 12g	木瓜 9g	车前子 9g	莲子 9g

14 剂。

（黄缨．刘云鹏妇科医案医话．人民卫生出版社）

【诠解】女子七七肾气亏虚，天癸欲绝，而肝肾同源，故肾阴虚必导致肝阴虚，治当以肝肾并治为宜。方用当归六黄汤合甘麦大枣汤加味，全方滋阴泻火、宁心健脾，以柔润之品滋阴涵阳，使阴阳协调，相火潜，其病自愈。服上方诸症好转，但出现尿频尿急、夜尿增多，考虑为肝郁气滞，气郁化火，郁于下焦，影响膀胱气化功能，而致小便异常，故予丹栀逍遥散加味以疏肝扶脾、清利湿热，并合大补阴丸以滋阴降火，药后小便改善，故继以大补阴丸以善其后。

刘奉五医案

医案 1（水亏木旺眩晕鸣，育阴潜阳宁心神）

沈某，女，48 岁。

初诊：1967 年 3 月 8 日。经期不定，色黑，量少，有块。经常头晕、耳鸣，发现高血压病已两年多，血压（160～180）/（100～110）mmHg，手足心热，自觉每天面部有阵热感，心烦焦躁，长吁短叹。

西医诊断：围绝经期综合征，高血压病。

中医辨证：阴虚肝旺。

治则：滋阴平肝。

处方：

生地黄 15g	杭白芍 24g	粉丹皮 12g	炙甘草 6g
女贞子 9g	醋香附 9g	白蒺藜 15g	怀牛膝 9g
浮小麦 30g	大枣 3 枚	生石决明（先煎）30g	

20 剂，水煎服。

二诊：1967 年 4 月 10 日。连服 20 剂后，月经按期而来，色红不紫，量中等少块，手足心热及面部阵热感减，头晕减轻，舌质红，口苦，脉象弦细，血压稳定在 160/100mmHg，知其仍阴虚肝旺、水不涵木。治疗应重在育阴潜阳，佐以安神宁心之品。

处方：

生地黄 15g	杭白芍 30g	粉丹皮 12g

生石决明（先煎）15g　　　生龙齿（先煎）15g　　　醋香附 9g

白蒺藜 9g　　　　　　　　甘松（后下）4.5g　　　香橼皮 9g

（北京中医医院．刘奉五妇科经验．人民卫生出版社）

【诠解】此例为阴虚肝旺，故在滋水柔肝基础上，以生石决明、生龙齿潜阳平肝而下行。另甘松为开郁妙药，其味芳香，又能醒脾悦胃。香附、甘松配香橼，治疗妇人脏躁及经行心烦效果颇佳。

医案 2（阴虚肝旺眩头痛，养阴清热更平肝）

苏某某，女，48 岁。

初诊日期：1972 年 3 月 22 日。

主诉：头痛、头晕半年。

现病史：患者每遇经期，头疼头晕，不能起床，恶心，思冷饮，胃脘胀闷，大便干，小便黄，月经周期尚正常。血压 170/100mmHg。舌暗红，脉弦细。

西医诊断：围绝经期综合征。

中医诊断：绝经前后诸证。

辨证：阴虚肝旺。

治则：养阴清热平肝。

处方：

桑叶 9g　　　　　菊花 9g　　　　　黄芩 9g　　　　　麦冬 9g

女贞子 9g　　　　生地黄 9g　　　　白芍药 9g　　　　牛膝 12g

瓜蒌 30g　　　　旱莲草 9g

治疗经过：1972 年 3 月 27 日，服上方 3 剂后，经行，上症状消失，血压 132/80mmHg。继服 3 剂巩固疗效。

（北京中医医院．刘奉五妇科经验．人民卫生出版社）

【诠解】津液主柔主濡，津充则润，津亏则燥。阴津灼伤故可致燥，燥盛化火又必灼津伤阴；阴津耗损则燥益甚，终致水火失调，虚热内生，阴经更耗，形成病理循环。该患者肾中阴液亏虚，进一步导致肝火偏旺，而见头疼头晕、不能起床、恶心、思冷饮，治疗以养阴清热平肝为法，以桑菊、二黄为主药，疗效明显。

医案 3（肾精不足肝失养，补益肝肾调经血）

患者，女，48 岁。

初诊：1997 年 10 月 14 日。患者 1 年来月经周期紊乱，有时 2～3 个月来潮 1 次，有时 1 个月来潮 2 次，先后无定期，伴头痛，耳鸣健忘，心悸怔忡，夜寐梦扰，面部红热，烦躁易怒，潮热出汗。曾行 TCD 检查提示：脑动脉供血不足。心电图提示：心肌劳损。妇科检查未见异常，曾给予谷维素、更年康及中药治疗，病情反复未见显效。刻诊：月经正值来潮，已 6 天未净，量少，伴神疲乏力，腰膝酸软，小便频作，纳可，大便正常，舌质红、苔薄，脉弦细。

辨证：肝肾阴虚，虚火上扰。

治则：补益肝肾，养血调经。

处方：

生龙骨（先煎）15g	生牡蛎（先煎）30g	生地黄 10g
熟地 10g	炒枣仁 10g	合欢皮 10g
女贞子 20g	墨旱莲 10g	仙鹤草 20g
制首乌 15g	五味子 10g	淮小麦 30g
茺蔚子 10g	泽兰 10g	

7 剂，每日 1 剂，水煎 2 次，饭后服。

二诊：1997 年 10 月 27 日。月经已净，头晕头痛，心悸、怔忡减轻，睡眠稍安，潮热汗出减少，无腰膝酸软，舌脉如前，前方有效。

处方：仍守原方去茺蔚子、泽兰，仙鹤草加百合 20g、菟丝子 10g、合欢皮 10g。

以上方加减治疗 2 个月，月经均按时而至，诸症明显好转。

（北京中医医院．刘奉五妇科经验．人民卫生出版社）

【诠解】女性 49 岁左右，即绝经前后，肾气渐衰，肾精不足，冲任脉虚，天癸将竭。此时由于某种因素的影响，肾之阴阳平衡失调，脏腑功能紊乱，产生一系列症状和体征。肾气衰退，冲任亏虚，天癸欲绝。肾的盛衰盈亏，可直接或间接影响到各个脏腑。其中对肝的影响最大，因为肝肾既为母子，又有精血同源关系。肾阴虚必然导致肝阴虚，欲治之，当以肝肾并治为宜。以柔润之品滋阴涵阳，则阴阳协调，相火潜藏，其病自愈。

傅方珍医案

（肝肾阴虚冲任乱，滋肝益肾平阴阳）

马某，女，42 岁。

初诊日期：1991 年 10 月 28 日。

现病史：患者由于外界因素的影响引起月经突然闭止不行，现已 1 年有余，曾用黄体酮肌内注射，月经仍未来潮。现自觉心烦急躁，潮热汗出，口鼻发干，纳眠可，二便调。妇科检查：盆腔正常。舌暗红、苔薄黄，脉细滑。

诊断：绝经前后诸证。

辨证：肝肾阴虚，冲任失调。

治则：滋肝益肾，调理冲任。

处方：

女贞子 10g	旱莲草 10g	生地黄 10g	知母 6g
元参 10g	白芍 10g	当归 10g	巴戟天 10g
茯苓 10g	陈皮 10g	生甘草 6g	浮小麦 30g

二诊：1991 年 11 月 11 日。服上方药后诸症均减，但仍有心烦、自汗、口鼻发干，纳眠可，二便调。舌红、苔薄黄，脉细滑。辨证治法同前。

处方：

女贞子 10g	旱莲草 10g	沙参 10g	生地黄 10g
巴戟天 10g	丹参 15g	生地榆 10g	茯苓 10g
陈皮 10g	生甘草 6g	浮小麦 30g	

三诊：1992 年 2 月 10 日。患者服上方药后，症状一直较平稳，无何不适，近两月有余工作忙，现自觉有潮热汗出，但心烦较轻，余无何不适。纳眠可，二便调。舌红、苔薄黄，脉细数。辨证治法同前。

处方：

女贞子 10g	旱莲草 10g	生地黄 10g	沙参 10g
白芍 10g	巴戟天 10g	当归 10g	丹参 15g

五味子 6g   茯苓 10g   浮小麦 30g

7 剂，水煎。后病愈。

（黄坤强，黄坚白. 傅方珍. 1 版. 中国中医药出版社）

【诠解】妇人善怀而多郁、多忧思，以致脏腑经络多有郁结闭塞之处，加之妇女生理性周期致气血易波动的特点，其情绪易于激动，情志易于忧郁，使肝失疏泄、冲任失调，引起经乱不潮。肝肾阴虚，虚火上炎，故心烦急躁、潮热汗出、口鼻发干，故以滋肝益肾、舒畅气机、调理冲任为主。方中以女贞子、旱莲草加生地黄、元参、知母以滋肝益肾清其虚热；陈皮、白芍疏肝理气，养血柔肝；用茯苓、生甘草以健脾祛湿以养后天；浮小麦除热止汗；加巴戟天补肾阳，以求阴中有阳，阴阳平衡，气血调顺，诸症可消。

班秀文医案

（心烦汗出肝肾虚，滋养肝肾佐祛风）

曾某，女，49 岁，南宁市某公司干部，已婚。1983 年 4 月 6 日初诊。

自 1981 年开始经行紊乱，往往 2～3 个月一行，量或多或少，色暗淡，经将行头晕目眩，肢软乏力，行路不稳，夜难入寐，心烦易躁，似热非热，偶或汗出，胃纳尚可，大小便正常。脉细数，苔薄白、舌尖红。

辨证：肝肾阴虚，相火不潜。

治则：滋养肝肾，佐以祛风。

处方：

北沙参 9g   麦冬 9g   归身 9g   生地 15g

川杞子 9g   熟地 15g   白蒺藜 9g   沙蒺藜 9g

夜交藤 15g   蝉蜕 2g   甘草 5g

每日水煎服 1 剂，连服 3 剂。

二诊：1983 年 4 月 16 日。药已，诸症减轻，脉舌如平。仍守上方出入。

处方：

太子参 20g   麦冬 9g   当归 9g   黄精 15g

川杞子 9g   桑椹子 9g   怀山药 15g   夜交藤 15g

沙蒺藜 9g   蝉蜕 2g   甘草 5g

每日水煎服 1 剂，连服 3 剂。

三诊：1983 年 4 月 20 日。除夜寐多梦之外，余无不适。

处方：守上方加浮小麦 20g。

再服 3 剂。

（班秀文．班秀文妇科医论医案选．人民卫生出版社）

【诠解】《内经》所谓："任脉虚，太冲脉衰，天癸竭。"表现在月经方面，主要是经期紊乱，经行或前或后；表现在血管舒缩功能失调方面，主要是烘热汗出，头晕目眩；表现在精神神经症状方面，主要是情志异常，如心烦易怒、睡眠不安、多梦；表现在骨与关节方面，主要是腰膝酸软。以上一派阴虚阳亢之症，故以补阴为主，兼平肝潜阳，使阴气渐复，虚阳得以潜藏，肝肾得滋。虚火自能下降。故用沙参、麦冬、归身、生地、杞子、沙蒺藜滋养肝肾之阴；夜交藤苦涩甘平，养心宁神；白蒺藜、蝉蜕苦温咸寒以祛风；甘草缓肝而调和诸药。方以柔润肝肾之阴为主，阴血恢复，则刚悍之气自平，相火自潜。二、三诊药增减，但始终以养为主，以柔驯刚。

黄绳武医案

（水不涵木心火旺，滋肾平肝泻心火）

李某，女，54 岁。

初诊日期：1985 年 6 月 25 日。

现病史：1981 年做盆腔包块切除术后，术后感染，经用抗炎治疗感染好转，先仅感下腹部发热，继而全身发热发躁，有热自里向外蒸腾感，遇火或晒太阳后更甚，平时不敢近火，夏天不敢在太阳下行走，夏重冬轻；伴有烘热汗出，手足心发热似火烧，溃烂、红赤、不肿、无渗液，只有热痛感；头晕胀痛，大便干结，小便黄，口中发麻，颜面浮肿，口干苦喜冷饮；绝经已近 3 年。

诊查：观其形体消瘦，两手心杯口大溃疡面，表皮已脱落，红赤、不肿、无渗液。舌尖红、苔白腻，脉细数。

辨证：肝肾不足，君相火旺。

治则：滋肾养肝，补水泻火。

处方：

地骨皮 15g	丹皮 10g	生地 24g	白芍 15g
黄柏 10g	知母 12g	麦冬 15g	五味子 4.5g
炒栀子 10g	通草 6g		

二诊：1985 年 7 月 11 日。服药后下腹部及全身烧灼感明显减轻，已能做饭，并能在太阳下行走；头痛亦明显减轻，睡眠好转，颜面已不肿，手足心红赤、溃烂已结痂，余症均明显减轻。舌质淡、苔薄欠润，脉细。继服上方药增损善后。

（董建华．中国现代名中医医案精粹．第 2 集．人民卫生出版社）

【诠解】"七七任脉虚，太冲脉衰少，天癸竭，地道不通"由于肾气衰退，精血不足，阴阳失调，冲任虚损，心阴内亏，肝阳独亢，除出现月经紊乱外，情志症状较为突出，形同脏躁，类似癔症，故对此病的辨证论治，原则上以肾为主，并重心肝。患者出诊时表现为围绝经期综合征，情志症状明显，长期劳累，精神紧张，内损五脏，五脏之伤，穷必及肾，肾阴不足，阳失潜藏，故全身灼热烘热汗出，夏重冬轻，手足心溃烂。故治宜滋肾养肝，补水泻火。本方君臣佐使清晰，布阵严谨，益气养阴共施，清热滋阴无冰伏，益气敛汗不燥烈，安神交心肾，潜镇免飚阳，实乃治疗妇科绝经后综合征之良方。临床应用辨证要准确，施治贵灵活，自能药中病机而愈。

朱南孙医案

医案 1（水不涵木神失养，平肝潜阳心神宁）

李某，女，53 岁，已婚。2004 年 3 月 17 日初诊。

主诉：绝经 3 年潮热出汗，情绪波动明显 1 个月。

现病史：绝经 3 年，伴有潮热出汗，因丈夫去世心理受打击，出现过度担忧恐惧，易紧张，心悸胸闷，心神不定，曾多次急诊，但多方检查，均未见明显异常。入睡困难，思想纷乱，胃痛泛酸，便调。舌红、苔腻，脉弦细。

诊断：绝经前后诸证（围绝经期综合征）。

辨证：肝肾阴虚，肝郁不舒，心神失养。

治则：平肝潜阳，宽胸理气，养心安神。

处方：甘麦大枣汤加味。

炙甘草 6g	淮小麦 30g	大枣 10g	钩藤（后下）15g
合欢皮 12g	广郁金 9g	合欢花 12g	丹参 12g
瓜蒌皮 12g	川楝子 12g	珍珠母 30g	

7 剂，水煎服，日 1 剂。

二诊：2004 年 3 月 24 日。药后情绪渐稳定，本周心悸不适发作 1 次，半小时后缓解。烦躁、坐立不安仍有。继宗原法，平肝潜阳、宽胸理气、清心除烦。

处方：上方加淡竹茹 12g、淡豆豉 12g。

14 剂，水煎服，日 1 剂。

三诊：2004 年 4 月 7 日。服药 3 周，惊恐焦虑明显改善，自觉浑身放松，心神已定。惟入睡困难，胸闷。舌淡红边有齿痕、苔薄，脉细弦。

处方：丹参饮加甘麦大枣汤。

炙甘草 6g	淮小麦 30g	大枣 10g	丹参 12g
白檀香 9g	砂仁 3g	川楝子 12g	广郁金 9g
合欢花 12g	夜交藤 15g	远志 6g	

14 剂，水煎服，日 1 剂。

四诊：2004 年 5 月 12 日。药后诸症缓解，惟稍有易惊害怕，泛酸，睡眠欠安。舌红、苔薄，脉细。

处方：

炙甘草 6g	淮小麦 30g	大枣 10g	丹参 12g
白檀香 9g	砂仁 3g	煅瓦楞 20g	女贞子 12g
旱莲草 12g	酸枣仁 12g		

14 剂，水煎服，日 1 剂。

五诊：2004 年 5 月 26 日。近期工作紧张，头晕加重，头隐痛，口苦。舌偏红、苔黄腻，脉弦数。证属肝肾阴虚，肝阳上亢，兼脾虚湿热内蕴。

处方：

炙甘草 6g	淮小麦 30g	大枣 10g	钩藤（后下）20g

| 夏枯草 12g | 广郁金 9g | 丹参 12g | 珍珠母 30g |
| 川牛膝 12g | 茯苓 12g | 猪苓 12g | 天麻 12g |

14 剂，水煎服，日 1 剂。

六诊：2004 年 6 月 9 日。药后诸症缓解，自觉舒适。舌淡红、苔薄白，脉细。

处方：

炙甘草 6g	淮小麦 30g	大枣 10g	丹参 12g
白檀香 9g	砂仁 3g	女贞子 12g	旱莲草 12g
酸枣仁 12g			

12 剂，水煎服，日 1 剂。

继宗原法调治 2 个月，患者自述生活质量良好，工作不再吃力，心情也平静温和。

（朱南孙．中华名中医治病囊秘·朱南孙卷．文汇出版社）

【诠解】"七七"之年，肾气日衰，天癸渐竭，此为女性正常衰退过程，若因体质因素、疾病、社会环境、精神因素等原因，机体不能很好地顺应这一生理变化，使得阴阳失衡，脏腑功能失调，出现诸多症状而发为本病。肾虚为致病之本，肾的阴阳平衡失调，又导致心、肝、脾等多脏的病理改变及痰瘀等病理产物的生成，使本病临床表现多样。本例患者已经断 3 年，天癸已竭，肾气虚衰，出现潮热汗出等阴虚症状，又因较大变故刺激，情绪波动大，情怀不畅，肝郁气滞，郁久化火，肝阳上亢，变现出一派肝肾阴虚症状，又复因肾水不能上济于心，心血不足，心神失养，而见情绪失控诸症。正如《女科正宗》所云"心火亢盛，肝肾之相火夹心火之势亦从而相煽"变现出上述症状。故本病之根本在于肝肾阴虚，而肝肾心火亢盛为标，予以甘麦大枣汤甘缓其急，同时给予益肾平肝疏肝之品，标本兼治，使诸症平。

医案 2（经断潮热寐不安，滋阴泻火宁心神）

邵某某，57 岁，退休工人。

初诊：1991 年 10 月 12 日。绝经 10 年，经断则发潮热，入夜尤甚，津津汗出，自汗、盗汗并作，近 1 年明显加重，伴心烦易怒，口干有辣味，夜寐不安，烦热不欲盖衣被，胸闷不舒，神疲乏力，食纳尚可，二便调畅。脉微细、左带弦数，舌暗红、苔腻少津。

辨证：肝肾阴虚，君相火旺。

治则：滋阴泻火，平肝宁神。

处方：

女贞子 12g	旱莲草 12g	太子参 15g	白术芍各 9g
首乌藤 15g	合欢皮 12g	黑豆衣 12g	瘪桃干 12g
五味子 6g	煅牡蛎 20g	钩藤（后下）12g	山萸肉 9g

7 剂。

二诊：1991 年 11 月 1 日。胸闷已畅，烦热亦减，余症同前。脉弦，舌仍暗。

处方：治宗前法，上方减煅牡蛎，加玄参 12g。

7 剂。

三诊：1991 年 11 月 8 日。睡眠好转，潮热出汗稍平。脉细带弦，舌暗偏红、苔干腻。虚热渐轻，肝肾待复。继以滋养肝肾，敛阴固表。

处方：

女贞子 12g	旱莲草 12g	太子参 15g	玄参 12g
白术芍各 9g	黑豆衣 12g	瘪桃干 12g	糯稻根 15g
五味子 6g	淮小麦 30g	首乌藤 15g	合欢皮 12g

12 剂。

四诊：1991 年 11 月 20 日。寐安汗止，潮热已 1 周未发。脉细稍数，舌暗偏红、苔薄。诸症悉减，精力渐增。

处方：予二至丸，每次 6g，每日 2 次。

（朱南孙. 中华名中医治病囊秘·朱南孙卷. 文汇出版社）

【诠解】围绝经期综合征，为临床比较常见的妇科疾病，常因个人心理因素、体质强弱不同而有异。女性 49 岁左右，即绝经前后，肾气渐衰，肾精不足，冲任脉虚，天癸将竭。此时由于某些因素的影响，肾之阴阳平衡失调，脏腑功能紊乱，就可能产生一系列症状和体征。以二至丸、山萸肉滋养肝肾为主方，加首乌藤、合欢皮解郁怡情，钩藤平肝清热，太子参、白术、白芍健脾和阴，五味子、煅牡蛎、黑豆衣、瘪桃干敛阴止汗。二诊增玄参乃加强滋阴清热之效。

症情缓解，以二至丸缓治根本。

王子瑜医案

医案 1（绝经前后阴虚证，滋补肝肾虚阳潜）

崔某，女，48岁，工人，已婚。

初诊：1992年6月8日。月经不规律6个月，伴烘热汗出等症4个月。末次月经日期为1992年5月18日，量色质正常，带经4天。伴烘热汗出，心烦欠寐，耳内疼痛，心烦易怒，两目干涩，牙龈肿痛。查血压为130/90mmHg，舌质暗红、苔薄，脉细弦滑。

诊断：绝经前后诸证。

辨证：肝肾阴虚，肝阳偏亢。

治则：滋补肝肾，平肝潜阳。

处方：

干生地15g	枸杞子15g	菊花10g	白芍15g
桑寄生15g	玄参15g	女贞子15g	生制首乌各15g
桑椹子15g	桑叶10g	茯苓15g	珍珠母（先煎）30g
黄芩10g	生龙牡（先煎）各30g		

6剂，水煎服，日1剂。嘱：忌辛辣，调情志。

二诊：1992年6月18日。药后全身觉舒，牙龈肿痛及头晕耳痛已消，月经于6月13日按期来潮，量中，色暗红、无血块，今尚未净，伴腰酸痛，胁胀，烘热汗出，舌淡暗、苔薄，脉细弦。正值经期，益气养阴、滋补肝肾。

处方：

太子参15g	五味子10g	天麦冬各10g	枸杞子15g
制首乌15g	桑寄生15g	益母草15g	生牡蛎（先煎）30g
浮小麦15g	制香附10g	郁金10g	珍珠母（先煎）30g

6剂，水煎服，日1剂。

三诊：1992年6月22日。月经已净，肢体胸胁胀感，自汗出，睡眠明显好转，小便灼热。舌淡红，脉沉弦。治法同前。

处方：

太子参 15g	茯苓 15g	玄参 15g	珍珠母（先煎）30g
制首乌 15g	浮小麦 15g	白芍 15g	生牡蛎（先煎）30g
五味子 10g	山药 15g	车前草 10g	天冬 10g

6 剂，水煎服，日 1 剂。

四诊：1992 年 10 月 19 日。治疗后，近 4 个周期月经规律，周期为 25 ～ 30 天，诸症减轻，故未来复诊，现轻度烘热汗出、心烦口渴，余无不适。舌质略暗、苔薄白，脉细弦滑。

处方：用杞菊地黄丸、天王补心丸早晚各 1 丸，以善后巩固疗效。

（王阿丽整理．王子瑜妇科临证经验集．人民卫生出版社）

【诠解】妇女在自然绝经前后，因肾气衰，天癸竭，阴精不足，心肝失养，出现月经紊乱或闭止，并且出现烘热汗出、头晕耳鸣、烦躁不安、心情忧郁、失眠心悸、神疲乏力等症状，相当于西医学之"围绝经期综合征"，主要由于围绝经期时精神、心理、神经、内分泌和代谢变化所引起的多器官系统的症状和体征的症候群。临床虽见阴虚火旺证候，但在组方用药上，要注意不宜过用泻火平肝之品，应以滋水涵木为主，才可使虚火自平。另外，根据患者个性特点及其对疾病的认识情况，帮助其正确认识更年期心身反应，调动患者潜在能力积极参与治疗，以适应社会和家庭的变化，提高自我调节与自我控制能力，从而战胜疾病。

医案 2（头晕失眠便干结，滋肾养阴佐潜阳）

孙某，女，47 岁，已婚。

初诊：1991 年 3 月 20 日。绝经 1 年余，表现阵发性潮热汗出，夜间尤甚，头晕失眠，五心烦热，口舌干燥，尿少便干结，舌红少苔，脉细数。

诊断：绝经前后诸证。

辨证：肝肾阴虚。

治则：滋养肾阴，佐以潜阳。

处方：

| 生熟地各 15g | 天麦冬各 10g | 玄参 15g | 珍珠母（先煎）30g |

盐知柏各 10g　　　黑豆衣 10g　　　白芍 15g　　　生龙牡（先煎）各 30g

生枣仁 15g　　　灵磁石（先煎）15g

5 剂，水煎服，日 1 剂。嘱：忌辛辣。

二诊：1991 年 3 月 28 日。服药后自觉上述症状明显减轻，继续服前方 7 剂。

三诊：1991 年 4 月 25 日。服"更年妇康合剂"1 个月后，偶有轻微的潮热汗出。余症基本消失。

（王阿丽整理．王子瑜妇科临证经验集．人民卫生出版社）

【诠解】围绝经期综合征，为临床比较常见的妇科疾病，常因个人心理因素、体质强弱不同而有异。本病以"补"和"潜"法为治。本病用药时，药性宜柔润，不宜刚燥，辛热走窜之品在此禁用，不可太偏，亦不可大补，总以调和阴阳、气血，使其平衡为要点。本案患者已经绝经，故不需调经，此时王老常用知母、黄柏以滋阴降火，用白芍养肝以平肝，黑豆衣滋肾阴、养肝血、除虚烦。

医案 3（水亏木旺目眩证，滋水涵木养心神）

张某，女，45 岁，干部，已婚。1992 年 6 月 18 日初诊。

主诉：月经紊乱 1 年余，潮热汗出，心烦易怒 2 个月。

初诊：患者经期或前或后 1 年多，近来 2 个月，自觉阵发潮热汗出，心烦易怒，两胁及小腹胀痛，头晕目眩，耳鸣，夜寐多梦，腰酸尿黄，舌暗红、苔薄黄，脉细弦。

辨证：肾阴不足，木郁气滞，心火偏亢。

治则：滋水涵木，养心安神。

处方：

枸杞子 15g　　　菊花 10g　　　生地黄 15g　　　灵磁石 15g

山药 15g　　　酸枣仁 15g　　　白芍 15g　　　珍珠母（先煎）30g

玫瑰花 10g　　　合欢皮 10g　　　丹皮 10g　　　生龙牡（先煎）各 30g

7 剂，水煎服，日 1 剂。嘱其：畅情志。

服上方后诸症减轻，故继进 10 剂，烦热、汗出、胀闷诸症消失。

（王阿丽整理．王子瑜妇科临证经验集．人民卫生出版社）

【诠解】患者年近"七七"，任脉虚，太冲脉衰少，阴阳失调，肝肾阴虚致水不涵木，肝火旺盛，加之妇女体质弱，情绪不稳定，并加重肝气郁结，故患者表现潮热汗出、心烦易怒、两胁及小腹胀痛、头晕目眩、耳鸣、夜寐多梦、腰酸等不适。临床用药需分清主证及兼证，并根据病情变化加减用药。该患者肝肾阴虚为主则以补肝肾为先；水不涵木，肝火旺盛加重肝气郁结，故应配伍疏肝解郁之药，养阴不忘疏肝，使各脏器阴血充足，气血调和，气机顺畅，症状缓解甚至消失。因此，方选用杞菊地黄汤加减，枸杞子、生地黄、山药、白芍、菊花、丹皮等滋肾养阴清肝，配伍玫瑰花、合欢皮疏肝解郁，酸枣仁、珍珠母、龙骨、牡蛎等养心安神。全方共奏滋水涵木、养心安神之功，对肾虚肝郁、心神不宁之绝经前后诸证甚为适宜。

医案 4（肝肾阴虚冲任乱，滋补肝肾调冲任）

张某，女，48 岁。1995 年 5 月 16 日初诊。

主诉：月经紊乱、精神抑郁 1 年余。

初诊：月经紊乱 1 年余，精神常忧郁，情绪不稳定。经某医院诊断为围绝经期综合征，经西医治疗无效，前来中医治疗。症见：头晕耳鸣，腰膝酸软，精神不振，失眠多梦，时欲哭泣，月经周期紊乱，时有潮热汗出，手足心发热，口干咽燥，小便短少，大便干结，舌质红、苔薄黄，脉细弦。

辨证：肝肾阴虚，冲任失调。

治则：滋补肝肾，调养冲任。

处方：六味地黄丸加减。

生熟地黄各 15g	山茱萸 10g	山药 15g	珍珠母（先煎）30g
茯苓 15g	丹皮 10g	合欢皮 10g	白芍 15g
炒枣仁 15g	天冬 10g	麦冬 10g	女贞子 15g
生制首乌各 15g	浮小麦 30g		

连服 12 剂。

二诊：1995 年 5 月 30 日。诸症均减，惟头晕血压偏高，舌质红、苔薄黄，脉细数。

处方：前方加枸杞子 15g、菊花 10g。

连服 30 余剂而告愈。

（王阿丽整理．王子瑜妇科临证经验集．人民卫生出版社）

【诠解】妇女在进入围绝经期前后时期，机体处于肾气渐衰、天癸渐竭、冲任二脉虚衰的正常生理衰退过程，一般健康女性常可自身调节逐渐适应，而有的女性则易受到内外因素的影响，致肾的阴阳失衡，进一步涉及心、肝、脾等脏腑，导致围绝经期前后诸证的发生。本例患者肾阴虚，精血不足，煎灼肝阴，致使肝阴亏虚、肝阳上亢而发病，故选用六味地黄丸加减治疗，山药、山萸肉、熟地黄、枸杞子、制首乌等滋阴补肾养血，配伍白芍、合欢皮疏肝解郁安神，天冬、麦冬、女贞子等增液养阴，炒枣仁、浮小麦、珍珠母清心安神。全方共奏滋补肝肾、调养冲任气血、定志安神之功效。

蔡小荪医案

医案 1（头晕目眩肝阳亢，平肝益肾阴阳衡）

徐某，女，52 岁。2006 年 3 月 15 日初诊。

主诉：绝经后反复头晕发作 2 年余。

初诊：经停 10 个月，已婚，生 4 胎，成活 1 胎。反复头晕发作 2 年余。去年夏天 7 月份起 2 个月发作 1 次，有规律。每发作，头晕欲倒，头不能转动，恶心，目眩，自觉房子转动。检查示：梅尼埃病。屡经磁共振、CT 等检查未发现异常，失眠时作，疲惫乏力，有时腰酸，有子宫多发性肌瘤。舌边微红、苔薄腻微黄，脉略软。

诊断：绝经前后诸证（围绝经期综合征）。

辨证：肝肾阴虚证。

治则：平肝益肾。

处方：

太子参 10g	丹参 10g	云茯苓 12g	生地黄 10g
枸杞子 12g	远志 4.5g	磁石 30g	柴胡 15g
白芍 10g	白蒺藜 10g	夜交藤 30g	龙齿 12g
柏子仁 10g	益智仁 5g		

7剂，水煎服，日1剂。

二诊：以平肝益肾法治疗3周后，夜寐较安，烦躁亦除，烘热汗出，疲惫少神。舌质偏红、苔薄，脉略软。再拟前法加减。

处方：

太子参 10g	生地黄 10g	云茯苓 12g	远志 4.5g
夜交藤 30g	合欢皮 10g	柴胡 5g	白芍 10g
知母 10g	泽泻 10g	丹皮 10g	枸杞子 10g
地骨皮 10g			

7剂，水煎服，日1剂。再以上法治疗2个月后，头晕未再发作，夜寐较安，汗出亦减。

（马超英. 中医妇儿科医案. 上海中医药大学出版社）

【诠解】该患者妇女已过"七七之年"，肾气已衰，天癸近竭，而肾阴为五脏六腑阴液之根本，肾阴滋养肝阴，共同制约肝阳，使肝阳不亢。若肾阴不足，累及肝阴，使阴不敛阳，则肝阳上亢，临床上表现出情绪急躁、紧张激动、易烦易怒和失眠等症状，治疗上宜以肾为主，并重心肝，以应肝肾同源、精血互养之理。如果真阴亏损，阳失潜藏，甚至阴阳俱虚，则单纯补肾滋阴治疗，往往效果不佳，故在养阴滋肾法中，可加入温补肾阳之剂，如仙茅、仙灵脾、巴戟肉等，以应"阴中求阳""阳中求阴"之法，以阴阳并顾，获效常佳。

医案2（肝肾不足神失养，宁神开郁石菖蒲）

钱某，女，55岁。

初诊日期：1984年7月6日。

现病史：年逾五旬，绝经10年，神志恍惚，烦躁易怒，悲伤欲哭，胸脘欠舒；烘热时作，失眠惊惕，幻影重重，大便艰难。脉细略弦，苔白根腻、质红。

辨证：肝肾不足，心肾不交。

治则：宁神开郁，宽胸定志。

处方：

石菖蒲 4.5g	龙齿 12g	磁石 30g	丹参 9g
云茯苓 12g	知柏各 9g	柴胡 4.5g	白芍 9g

淮小麦 30g　　　青陈皮各 4.5g　　　全瓜蒌（打）12g　白金丸（吞）4.5g
7 剂。

二诊：1984 年 7 月 23 日。药后症状见瘥，近又反复。脉细微弦，苔薄白、根稍厚、质偏红。宗原法出入。

处方：

石菖蒲 4.5g　　　龙齿 4.5g　　　淮小麦 30g　　　磁石 30g
朱远志 4.5g　　　五味子 2g　　　丹参 9g　　　　柴胡 4.5g
青陈皮各 4.5g　　全瓜蒌（打）12g　知柏各 9g　　　白金丸（吞）4.5g
7 剂。

三诊：1984 年 8 月 2 日。证势显减，精神较振，大便亦畅，自觉口腻痰多。脉细，苔薄白、质偏红。再为兼顾，以资巩固。

处方：

炒当归 9g　　　丹参 9g　　　广郁金 9g　　　制胆南星 4.5g
姜半夏 4.5g　　　白芥子 2.5g　　炒枳壳 4.5g　　　陈皮 4.5g
石菖蒲 4.5g　　　龙齿 12g　　　姜竹茹 4.5g　　　淮小麦 30g
7 剂。

另朱砂安神丸 60g，分 7 日服；白金丸 20g，分 1 周服。

（马超英 . 中医妇儿科医案 . 上海中医药大学出版社）

【诠解】围绝经期综合征为妇科常见病，《黄帝内经》云："七七任脉虚，太冲脉衰少，天癸竭，地道不通。"患者初诊时表现为围绝经期综合征，情志症状明显，用淮小麦缓急和中；龙齿、菖蒲、磁石以镇惊安神；知母、川柏、柴胡、陈皮以清肝火、胸闷不快、大便艰坚；入全瓜蒌尤妙，借以宽胸解郁兼通腑道；白金丸化痰宁神，并给以精神及心理上的安慰，患者心情舒畅，以达事半功倍之效，标本兼顾，故疗效十分明显。

医案 3（头痛寐差躁欲哭，甘麦大枣显佳效）

虞某，49 岁。

初诊：1977 年 11 月 7 日。曾有一胎，经行过多如注，每周许净，迄将 5 年，妇科检查无异常（最近日期为 10 月 23 日）。平素头部时有胀痛，夜寐不安，纳呆心悸，烦躁欲哭，胸宇郁闷，乏力，大便较薄，日 1 次，约有六载，屡治未效。脉虚，苔薄。

辨证：肝肾不足，心脾失治。

治则：健脾宁心，疏肝缓急。

处方：

炒党参 9g	炒白术 9g	茯苓 12g	朱远志 4.5g
夜交藤 15g	柴胡 4.5g	白芍 9g	白蒺藜 9g
淮小麦 30g	炙甘草 3g	大枣 15 枚	

4 剂。

二诊：1977 年 11 月 12 日。诸症均见瘥减，胸宇亦舒，惟大便不实，脉细略弦数，苔薄质红，方既应手，原法进退。

处方：

炒党参 12g	炒白术 9g	茯苓 12g	朱远志 4.5g
夜交藤 15g	柴胡 4.5g	磁石 30g	白芍 9g
白蒺藜 9g	石决明（先煎）30g	淮小麦 30g	炙甘草 3g
大枣 15 枚			

5 剂。

三诊：1977 年 11 月 16 日。药后均见好转，纳食较馨，经期将届，狂行堪虞。脉细，苔薄质红。拟养血育阴，兼益肝肾，防患未然。

处方：

炒当归 9g	生地 9g	白芍 9g	熟女贞 9g
旱莲草 15g	炙龟甲 9g	远志 4.5g	淮小麦 30g
白蒺藜 9g	黑荆芥 9g	陈皮 4.5g	

4 剂。

四诊：1977 年 11 月 22 日。原经来如崩，有块且大，目前准期而至，色鲜量不多，下块极少，头晕乏力。脉细，苔薄质红。证势虽减，从原方增损。

处方：

炒当归 9g	大生地 9g	白芍 9g	熟女贞 9g
旱莲草 15g	炙龟甲 9g	制黄精 9g	朱远志 4.5g

白蒺藜 9g   夜交藤 12g   固经丸（吞）9g

3 剂。

（马超英．中医妇儿科医案．上海中医药大学出版社）

【诠解】围绝经期综合征部分症状与脏躁有相似之处，如烦躁欲哭、失眠心悸等。盖心主喜笑，肺主悲哭，心营不足，阴虚火旺，上烁肺金，致苦笑无常，无故自悲伤；肝阴亦因不足，阳亢而头部时胀痛，急躁易郁易怒，患者所现诸症，与脏躁基本相符。甘麦大枣汤，甘以缓急，佐远志、夜交藤宁心安神，柴胡、白芍、白蒺藜疏肝解郁，予为养血育阴，兼理肝肾，以肝藏血，肾司二阴，冲任之脉导源于肝肾，如阴血充足，则阳亢得制，健固有权，方宗四物去川芎，以养血调经，佐二至丸兼益肝肾，寓防崩止血，加龟甲以滋肾阴，黑荆芥入肝止血，余药平肝宁心、缓急和中，投剂后经量不多，经血明显好转。

周信有医案

医案 1（肝肾阴虚虚阳浮，育阴潜阳肝火平）

陈某，女，48 岁。1995 年 5 月 6 日初诊。

1 年多来常有头晕、耳鸣、头胀、心烦易怒、潮热汗出、五心烦热、腰膝酸软、口干便结、失眠多梦等症。月经先后不定期，经量不一，平素白带量多，查血压 180/120mmHg。诊其脉沉弦而数，舌暗红少苔。

西医诊断：围绝经期综合征。

中医辨证：肝肾阴虚，虚阳浮动。

治则：凉血平肝，育阴潜阳。

处方：

生地 20g	元参 20g	当归 9g	丹参 20g
杭芍 15g	菊花 20g	黄芩 9g	山栀子 9g
炒枣仁 20g	夜交藤 20g	五味子 15g	生龙骨 30g
生牡蛎 30g	白蒺藜 20g	枸杞子 20g	椿根皮 20g

水煎服，每日 1 剂，服 3 次。

二诊：连服药 4 剂，头晕头胀减轻，夜间睡觉平稳。

处方：原方加桑椹子 20g、桑寄生 20g。

连服 5 剂，诸症消失，血压 145/95mmHg。又嘱其服药 6 剂，以巩固疗效。

（周信有. 中国百年百名中医临床家丛书·周信友. 2 版. 中国中医药出版社）

【诠解】患者临床症状以头晕、耳鸣、头胀、心烦易怒、潮热汗出、五心烦热、腰膝酸软、口干便结、失眠多梦为主，系一派肝肾阴虚之象，治宜凉血平肝、育阴潜阳为法，本方在基本处方补益肝肾、温下清上、育阴潜阳的基础上加椿根皮燥湿收敛止带。因该患者耳鸣、五心烦热、口干便结、舌红少苔之肝肾阴虚之症比较明显，故加桑椹子、枸杞子、桑寄生以滋补肾阴。

医案 2（肝肾阴虚热盗汗，平肝清热潜虚阳）

王某，女，54 岁。2006 年 6 月 5 日初诊。

现病史：浑身发热、自汗、盗汗、睡眠差、心烦易怒、头晕、眼球发麻、手指麻木等，并诉 1 年多月经不规律，有时两月才来，且经量不一。时诊脉濡软，舌淡苔薄。

中医辨证：肝肾阴虚，虚阳浮动。

治则：补益肝肾，清热平肝，育阴潜阳。

处方：

淫羊藿 20g	当归 9g	丹参 20g	杭芍 15g
生地 20g	菊花 15g	桑叶 9g	山栀子 9g
知母 20g	黄柏 9g	青蒿 9g	地骨皮 20g
炒枣仁 20g	五味子 20g	生龙骨 30g	生牡蛎 30g
珍珠母 30g			

每日 1 剂，水煎服。

上药 6 剂后诸症大为改善，又以上方加减调服半月，诸症悉除。

（周信有. 中国百年百名中医临床家丛书·周信有. 2 版. 中国中医药出版社）

【诠解】本患者以浑身发热、自汗、盗汗、睡眠差、心烦易怒、头晕为主要症状，结合舌脉，辨证为肝肾阴虚证，但因浑身发热症状比较明显，治宜补益肝肾、清热平肝、育阴潜阳，故在基本处方基础上加知母、黄柏、青蒿、地骨皮等以清除虚热，使其标本兼顾，故疗效十分明显。

蔺友良医案
（头晕口苦五心热，滋阴潜阳心肾交）

李某，女，49 岁。

初诊日期：2010 年 9 月 13 日。

现病史：头晕、口苦、咽干、手足心热，月经半年不潮，多汗，失眠，夜梦纷纭。妇科医院诊为围绝经期综合征。患者精神抑郁，言语不扬，舌苔微黄、质红，脉弦数。BP：130/90mmHg。

诊断：围绝经期综合征。

辨证：肝肾阴虚，肝阳上亢，肝郁化火，心肾不交。

治则：滋阴潜阳，疏肝解郁，交通心肾，安神养心。

处方：

北柴胡 10g	大生地 15g	地骨皮 10g	珍珠母 30g
黄芪 15g	浮小麦 30g	当归 10g	牡丹皮 10g
炒枣仁 15g	生龙骨 30g	炒栀子 10g	杭白芍 10g
知母 10g	炙远志 10g	生牡蛎 30g	

7 剂，水煎服，日 2 次。

二诊：服药前后头晕、口苦、咽干已见减轻，失眠多梦、手足心热、多汗依旧，舌脉同前。血压 125/90mmHg。

处方：前方加菖蒲 10g、炙龟甲 15g。

7 剂，水煎服，日 2 次。

三诊：服药后头晕、口苦、咽干大减，自汗已少，手足心热亦轻，睡眠转安。血压 120/80mmHg。

处方：拟前方守服 7 剂，水煎服，日 2 剂。

四诊：自汗、手足心热已退，头晕未发，睡眠亦好。

处方：加味逍遥丸、柏子养心丸，每次各 1 袋，每日 2 次。

嘱慎饮食，避风寒，适当运动，心情开朗，遇事乐观。

（蔺友良．医案求真．中国中医药出版社）

【诠解】本例围绝经期综合征患者辨证为肝肾阴虚，肝阳上亢，肝郁化火，心肾不交。患者年在七七，肾气衰，天癸已竭，故月经半年不潮；肾阴日衰，阴不维阳，肾阴不足以涵养肝木，致肝阳上亢，则头晕、口苦、咽干；阴阳失衡，虚阳外越，不能敛汗，则多汗；阴虚内热，故而手足心热；肾阴不足，不能上济心火，故失眠、夜梦纷纭。方中生地、地骨皮、牡丹皮、炒栀子、知母滋阴清热补肾，当归、黄芪益气补血，北柴胡、杭白芍疏肝解郁，配伍生龙骨、牡蛎、酸枣仁、浮小麦、远志等镇静安神、收敛止汗。二诊时继增菖蒲、炙龟甲，继用7剂，同时给予心理疏导、家庭配合、社会摄调等多方辅助治疗，效果会更佳。

许自诚医案

医案 1（肝肾阴虚火旺证，青蒿鳖甲虚热清）

白某，女，52岁，医生。1993年5月5日初诊。

主诉：低热、出汗、失眠、心烦2个多月。

病史：2个多月以来，晚上阵发性发热，体温37.5℃，易出汗，心烦，失眠，食欲低下，不喜饮水，两腿无力，精神不振。胸部拍片排除了肺结核，T_3、T_4检查已排除了甲状腺功能亢进，肾功能检查无异常，只有T细胞亚群偏低，每天注射胸腺素1支，共10天。

检查：患者意识清楚，对答正常，手颤，脉沉细而不数，舌质淡红、舌苔白。

西医诊断：围绝经期综合征。

中医辨证：肝肾阴虚火旺证；心脾气虚证。

治则：滋阴清热，安神镇静，补脾健胃。

处方：青蒿鳖甲饮加减。

银柴胡 15g	青蒿 20g	炙鳖甲 18g	白芍 15g
生地黄 24g	炒枣仁 20g	合欢花 15g	五味子 10g

| 远志 9g | 黄连 9g | 生黄芪 30g | 炒白术 10g |
| 枳实 15g | 浮小麦 30g | 陈皮 10g | 炒麦芽 30g。 |

12 剂，每日 1 剂，水煎 2 次，将药液混合后，中午饭前及晚上睡前各服 1 次。

二诊：1993 年 5 月 22 日。服药 12 剂，自觉疗效比较显著，体温较前下降，半夜 4 点钟体温为 37.2℃，自感已不发热，出汗明显减少，心烦消失，食欲有所增加。服药时肠鸣，但不腹泻。下肢仍无力，睡眠仍不好，脉沉细，舌基本正常。

治则：补益心脾，安神镇静。

处方：

生黄芪 30g	党参 30g	炒白术 10g	茯苓 18g
熟地黄 20g	白芍 15g	麦冬 10g	五味子 9g
黄连 6g	炒枣仁 24g	合欢皮 10g	陈皮 9g
龙骨（另包先煎 20 分钟）30g	炙甘草 10g		

10 剂，每日 1 剂，水煎 2 次，将药液混合，午睡前和晚上睡前各服 1 次。

三诊：1993 年 6 月 10 日。患者自述，睡眠好转，现时能睡 5～6 小时，低热，出汗再未发生，食欲增进，两腿已有力，感到精神已完全恢复正常。

（许自诚著，许澎整理. 60 年行医录——许自诚中西医结合临床经验. 人民军医出版社）

【诠解】本病的形成，主要由于肾气衰退、冲任亏虚、天癸欲竭所致。肾为先天，是生长衰老的根源。肾的盛衰盈亏，都直接或间接影响到各个脏腑。其中对肝的影响最大，因为肝肾既有母子关系，又有精血同源关系，肾阴虚必然导致肝阴虚，肝阴虚则肝阳上亢。故治之当以肝肾并治为佳，以柔润之品，滋阴涵阳，则阴阳协调，相火潜藏，其病自愈。辨证为肝肾阴虚内热证，故选用青蒿鳖甲饮治疗，以鳖甲、生地黄、白芍滋养肝肾之阴，柴胡、青蒿专清肝胆的虚热，结果热退身凉，自汗减轻。

医案 2（肝肾阴虚胃失和，六味地黄陈夏随）

汪某，女，45 岁，干部。2000 年 3 月 18 日初诊。

主诉：阵发性烘热、出汗、失眠 2 个多月。

病史：近几个月以来月经紊乱，现 2 个月未来月经，自感阵发性烘热，热向面头部侵犯，出汗，头胀，腰酸，失眠，大便较干，2～3 日排便 1 次，食欲差，胃反酸。

检查：脉沉细数，舌象正常，手心发热。

西医诊断：围绝经期综合征。

中医辨证：肝肾阴虚证；脾胃不和证。

治则：滋补肝肾，安神和胃。

处方：六味地黄汤加味。

生地黄 24g	山茱萸 15g	山药 15g	牡丹皮 10g
女贞子 15g	墨旱莲 15g	炒枣仁 15g	远志 9g
石菖蒲 9g	茯苓 10g	制半夏 10g	陈皮 9g
杜仲 15g	桑寄生 15g	生甘草 9g	

6 剂，每日 1 剂，水煎服。每剂水煎 2 次，将药液混合，每日分 2 次口服。

二诊：2000 年 2 月 25 日。服 6 剂后，自感阵发性烘热，出汗、腰痛，明显减轻，失眠好转，大便已不干，每日 1 次，胃反酸照旧。脉细数转沉细有力，舌如常。

处方：前方去酸枣仁，加海螵蛸 30g（另先煎 20 分钟）以抗酸。

6 剂，每日 1 剂，水煎服，服法同前。

三诊：2000 年 4 月 1 日。服上药后，已无烘热和出汗，睡眠好，反酸消失，站久则腰酸。自述有来经现象，过去月经量少、色黑，脉沉细。以上说明肝肾阴虚主证已消除。月经量少、色黑，表示有血热趋向，由肝肾阴虚所致，宜调整处方，凉血活血、滋补肝肾。

处方：

生地黄 20g	赤芍 15g	牡丹皮 10g	当归 15g
女贞子 15g	墨旱莲 15g	杜仲 15g	怀牛膝 15g
远志 10g	石菖蒲 10g	茯苓 15g	制半夏 10g
陈皮 10g			

6 剂，每日 1 剂，水煎服。

（许自诚著，许澎整理．60 年行医录——许自诚中西医结合临床经验．人民

军医出版社）

【诠解】围绝经期综合征属心身疾病范畴，发病与精神因素、心理因素密切相关。此例围绝经期综合征，与第一例略有不同但其本质一样，均为肝肾阴虚证，前一例具有火旺现象，故用青蒿、银柴胡、黄连等清虚热降心火，而此例仅以滋补肝肾为主，选用六味地黄汤加女贞子、墨旱莲、怀牛膝、桑寄生等。此外，此例兼有脾胃不和证，只用调理脾胃的药即可。总的证情，前例较重，后例较轻，同为一病，但其治则，同中有异，异中有同，初步可以看出中医辨证施治中"同病异治"的优越性。

夏桂成医案

（肝肾亏虚眩晕证，百合甘麦阴阳调）

程某，女，48岁，干部，已婚。1966年4月18日初诊。

患者近半年出现头晕目眩，心悸失眠，烦躁不安，腰膝酸软，气短懒言，口苦。舌暗红、苔薄白，脉弦细。

辨证：肝肾亏虚，阴阳失调。

处方：百合甘麦大枣汤。

百合 10g	炙甘草 8g	麦冬 10g	知母 10g
生地 10g	生龙齿 15g	生牡蛎 15g	炒枣仁 10g
茯苓 10g	五味子 5g	珍珠母（先煎）10g	合欢皮 10g

大枣 5 枚

每日 1 剂，水煎服。5 剂。

二诊：1966 年 4 月 23 日。头晕烦躁等症缓解，继服 7 剂痊愈。

随访半年余，均正常。

（江苏省中医院，南京中医学院附院院庆特刊 1954 ～ 1994 临床资料汇编. 徐景藩、夏桂成等名老中医的经验与医案）

【诠解】妇女在绝经前后，出现以组织水肿或精神症状为主证，如月经紊乱、烘热汗出、阵发性潮热面红、五心烦热或头晕耳鸣、烦躁易怒、情绪易于激动、失眠心悸、浮肿便溏、皮肤感觉异常等与绝经有关的症状，称为"绝经前后诸证"，也称"经断前后诸证"，西医称"围绝经期综合征"。该患者证属肝肾阴虚，故给予百合甘麦大枣汤加减，滋阴润燥、调补阴阳，共奏奇效。

郭子光医案

（肝肾阴虚冲任枯，滋阴潜阳补冲任）

李某，女，48 岁，企业业主。1998 年 11 月 12 日初诊。

病史：近半年来，因一项产品革新和商务事情劳累奔波，疲惫不堪，渐感月经量越来越少，经期推迟，现已 2 个月未来潮，时时冲热、汗出，心烦易怒，夜寐不佳，家人也不理解，常与之争吵，则更烦怒。因其文化水平高，自知与更年期有关，而华西医科大学附一院欲以少量性激素调治，患者不愿服用此类药物而来求治。

现症：自觉胸中一股热气上冲头目，面红耳赤，冲热难受，随之汗出，一日无数次，且越来越频繁。在问诊过程中，即当场发生冲热，面赤 1 次。自觉口干咽燥，心烦焦躁，想发脾气，夜难入寐，手足心热，腰脊酸软乏力，二便尚可。察其形体中等，面色白润，神情偏激，舌如地图有裂纹，舌尖红、苔薄白干，脉沉细略数。

辨证：肝肾阴虚、冲任枯竭，时时肝热上冲、扰动心神之患也。

治则：大补冲任，滋阴潜阳。

处方：二至丸加味。

女贞子 20g	旱莲草 20g	覆盆子 20g	金樱子 20g
枸杞子 20g	茺蔚子 15g	丹皮 15g	黄柏 15g
酸枣仁 15g	山茱萸 15g	地骨皮 30g	石决明 30g

浓煎，每日 1 剂。慎怒，远辛辣。

二诊：1998 年 11 月 25 日。患者称上方神效，连服 4 剂，冲热诸症由减少、减轻到完全停止，但停药后因一次生气又出现冲热，不过程度较轻而已，但怕越来越重，故此复诊。因生气愤怒易动肝火而伤阴，嘱其务必情绪放松，察其地图舌如前，脉仍沉细，仍以上方加牛膝以引火下行之意。

此后，隔一二月复诊 1 次，其冲热由轻微而停止，到 1999 年 8 月中旬，已

3 个月未发生冲热了。

（黄学宽．郭子光临床经验集．人民卫生出版社）

【诠解】经断前后诸证，证情复杂，究其原因，责在肾虚，或偏肾阴虚，或偏肾阳虚。肾阴不足，则水不涵木，可致肝阳上亢。本例偏肝肾阴虚，若兼肝血不足者，酌加生地、制何首乌、鸡血藤；汗多者，酌加浮小麦、黄芪之类。一般均有良效。

胡玉荃医案
（绝经失眠烘热汗，滋补肝肾安心神）

李某，女，49 岁。

初诊日期：2010 年 3 月 11 日。

主诉：断经后失眠、烘热汗出半年。

患者已断经半年，近半年睡眠极差，常需服安定片，且时有烘热汗出、心悸等，曾用激素替代治疗，现停药 7 个月。症见：失眠，烘热汗出，口干，心烦，心悸，头晕，头痛，小便黄赤，大便秘结。舌质红、苔薄而少，脉弦细数。既往有乳腺增生、高血压病史，现服用有降压药。

阴道 B 超（外院）：①子宫正常大小，子宫小肌瘤；②内膜厚约 5mm；③盆腔积液 34mm×18mm。

辨证：肝肾阴虚，心肾不交。

治则：滋补肝肾，清肝平肝，养心安神。

处方：

①汤剂。

山茱萸 12g	当归 30g	丹参 15g	川芎 15g
石决明 20g	珍珠母 30g	青葙子 15g	钩藤 15g
炒栀子 15g	地骨皮 20g	合欢皮 20g	酸枣仁 15g
煅龙骨 30g	煅牡蛎 30g	五味子 10g	阿胶珠 15g
浮小麦 30g	白茅根 30g	大枣 5 枚	甘草 6g

7 剂，每日 1 剂，水煎服。

②复方天麻颗粒2盒，每次1包，每日2次，口服。

二诊：2010年3月24日。服上药后出汗明显减少，睡眠好，大便正常。3月14日月经来潮，量少，3天即净。

处方：效不更方，守上方继服。

8剂，每日1剂，水煎服。

三诊：2010年5月5日。诉服上药后心烦、心悸、头痛、头晕及出汗等症状均已消失，二便调，遂自行停药。近日又睡眠欠佳。

处方：照第一方去浮小麦、白茅根。

8剂，每日1剂，水煎服。

（翟凤霞. 胡玉荃妇科临证精粹. 人民军医出版社）

【诠解】围绝经期综合征临床表现轻重不一，症状繁杂多样，中医认为本病的发生责之于肾虚。肾阴亏虚，水不涵木，肝血不足，肝体阴而用阳，故肝阳上亢，而表现头痛头晕、烘热汗出之症；因津不能上承于口，故口干；肾阴亏虚，水火不济，心肾不交，心火亢旺，故见心烦、失眠、心悸；心火移于小肠，阴液耗伤，故见小便黄赤；阴血匮乏，肠道失润，故大便干结；舌质红、苔薄而少，脉弦细数为肝肾阴虚、心肝火旺之象。故辨病为围绝经期诸证，辨证属肝肾阴虚、肝阳上亢、心肾不交证。故治以滋补肝肾，养血柔肝，平肝潜阳，清心安神。方中阿胶珠、山茱萸、川芎、当归养血活血；并配伍栀子、地骨皮养阴清心火；钩藤、青葙子、珍珠母、石决明清热平肝潜阳，并加龙骨、牡蛎潜阳镇惊敛汗；酸枣仁养心安神，合欢皮解郁安神；"汗为心液"，故以五味子、浮小麦益心气，敛心液。全方配伍得当，使精血阴液得养，气血调顺，阴阳平和，诸症得缓。

肖承悰医案

（烘热汗出更年期，滋肾养肝宁心神）

张某，女，49岁，已婚。

初诊日期：2002年3月6日。

现病史：患者绝经近3年，近6个月时面部烘热汗出，伴头晕、失眠，烦躁易怒，腰膝酸痛，皮肤蚁走感，疲乏，心悸，纳可，眠差梦多，大便干，2 日 1 行，小便调。

月经及孕产史：月经 14 岁初潮，月经周期 26 ~ 30 天，经期 4 ~ 6 天，经量中等，有痛经史，46 岁绝经，孕 2 产 1。

查体：体温 36.3℃，血压 130/80mmHg，心率 82 次 / 分，心律齐，各瓣膜区未闻及病理性杂音，双肺呼吸音清。腹软，肝脾肋下未触及。舌质暗红、舌尖红、苔薄黄，脉弦细。

理化检查：血清性激素水平：E_2：62.00pmol/L，FSH：123.00U/L，LH：55.10U/L，T（睾酮）：55.70nmol/L，P（黄体酮）：0.34nmol/L。心电图正常。

西医诊断：围绝经期综合征。

中医诊断：绝经后诸证。

辨证：肝肾阴虚，心肾不交。

治则：滋肾养肝，宁心安神。

处方：

女贞子 15g	旱莲草 15g	生地 15g	枸杞子 15g
白芍 15g	莲子心 4g	生龙牡各 30g	百合 30g
丹参 15g	盐知柏各 12g	潼白蒺藜各 15g	浮小麦 30g
夏枯草 15g			

14 剂。

二诊：2002 年 3 月 20 日。无明显头晕，烘热汗出减轻，睡眠好转，仍有皮肤蚁走感。舌质暗红、苔薄白，脉细略弦。

处方：上方去夏枯草，加鸡血藤 15g。

继服 14 剂。

三诊：2002 年 4 月 4 日。初诊诸症基本消失，嘱其继服 14 剂，后改用坤宝丸口服以巩固疗效，并嘱其避气恼，加强锻炼，陶冶情志。

（王永炎，等．中国现代名中医医案精粹．第 5 集．人民卫生出版社）

【诠解】肾藏精而寄相火，为元阴元阳之根，是气血之始，当二七之年，肾气充沛，冲脉旺盛，任脉通畅，故月经来潮正常。到了七七之年，肾气衰退，阴血亏少，冲任失养，肾的阴阳有偏盛或偏衰之变，因而除了经行前后不定，量多少不一，甚或经闭不行之外，往往出现心烦易怒、头晕目眩、心悸、失眠、耳鸣、腰痛、纳差等症。方中女贞子、旱莲草、生地、枸杞、白芍滋肾养肝清热；莲子心交通心肾，配百合清心宁神；知柏盐炒入肾经，滋阴润燥，清虚热；生龙牡平肝潜阳、镇静安神，配浮小麦益气敛阴、固涩止汗；潼蒺藜补肾固精；白蒺藜、夏枯草平肝阳，清肝热；丹参养血活血，安神定志。全方组方合理，故效果明显。三诊后症状基本消失，则坤宝丸善后。

徐敏华医案

（肝肾亏虚湿下注，益肾化湿调经血）

王某，女，47 岁。2010 年 12 月 16 日初诊。

月经先后无序 2 年，末次月经日期为 11 月 15 日，上次月经日期为 10 月 30 日，反复尿路感染，尿常规示白细胞高于（＋＋＋），尿频、尿急、尿痛，腰酸口腻，苔白腻、舌红，脉细数。

辨证：肝肾亏虚，冲任失调，湿热下注。

治则：益肾化湿调中，先治其标。

处方：

苏梗 12g	厚朴 9g	制半夏 15g	猪茯苓各 15g
米仁根 30g	金钱草 30g	菖蒲 9g	益智仁 15g
萆薢 15g	蒲公英 15g	川牛膝 15g	菟丝子 30g
柴胡 12g	车前子 30g	台乌药 9g	谷麦芽各 15g
甘草 6g			

7 剂。

二诊：2010 年 12 月 23 日。末次月经日期为 12 月 17 日，尿频，夜尿 2 次，尿痛已除，月经适行，肠鸣纳呆，喉中痰阻，苔薄根腻、舌嫩红，脉细软。治宗原法。

处方：上方加巴戟天 12g、黄柏 12g，去猪苓、台乌药，续服 20 剂。

三诊：2011 年 1 月 13 日。尿痛已瘥，尿频夜甚，纳谷欠馨，将届经行，防其量少，苔白腻、舌嫩，脉细滑。治再益肾化湿，养血调经。

处方：

生地 12g	砂仁 6g	当归 12g	白芍 12g
黄柏 12g	苍术 12g	萆薢 15g	益智仁 15g
菟丝子 30g	车前子 30g	小茴香 9g	柴胡 12g
川牛膝 15g	肉桂 3g	台乌药 12g	甘草 6g

14 剂。

四诊：2011 年 2 月 24 日。夜尿由 3 次减为 1 次，腰酸少腹不舒，右小腹隐痛，带下微黄，苔薄腻、舌嫩，脉细软。治再肝肾并治。

处方：上方加茯苓 15g、败酱草 15g，去肉桂、台乌药、小茴香。续服 1 个月后诸恙均瘥。

（上海市中医文献馆编. 跟名医做临床·内科难病（七）. 中国中医药出版社）

【诠解】患者年近七七，月经先后无序 2 年，反复尿路感染，并伴腰酸口腻，中医诊断为绝经前后诸证，尿急、尿痛，舌红，脉细数，故辨证为湿热下注，然观其病机，应为肝肾亏虚、冲任失调所致。绝经前后，肾经本虚，肝血不足，肝肾功能减退，湿热内生，故见反复尿路感染，治疗上先治其标，以清热解毒为法改善症状，再治其本，益肾化湿给予补肾利水之品，四诊过后，尿路症状已完全消失，诸恙均瘥。

赵国定医案

（心悸汗出五心烦，清泻肝胆养心神）

乔某，女，47 岁，职员。

患者 2 年前因子宫肌瘤行子宫 + 附件全切除术后绝经，后渐起多汗、心悸、情绪波动等症。刻下见：形肥面红，动辄出汗，头汗为甚，头发尽湿，心悸阵阵，心烦易怒，口渴欲饮，五心烦热，神疲乏力，夜寐不安，胃纳可，大便干结。多次心电图及 holter 均无阳性发现。舌红苔干，脉滑数。

辨证：肝肾阴虚，肝经郁热，上迫为汗。

治则：清泄肝胆，滋阴凝神。

处方：

柴胡 9g	黄芩 9g	川楝子 12g	地骨皮 12g
黄柏 9g	玄参 12g	柏枣仁各 9g	浮淮小麦各 30g
煅龙牡各 30g	麦冬 15g	炙甘草 9g	

7 剂。

二诊：汗出、心悸渐减，心烦已止，夜寐渐安。脉仍数，舌红苔白。继以前法，加予滋肾之品。

处方：

柴胡 9g	黄芩 9g	川楝子 12g
地骨皮 12g	知母 9g	黄柏 9g
玄参 12g	柏枣仁各 9g	浮淮小麦各 30g
煅龙牡各 30g	麦冬 15g	仙茅 6g
淫羊藿 9g	巴戟天 9g	茅芦根各 15g
炙甘草 9g		

14 剂。

药后诸症悉平。

（上海市中医文献馆编．跟名医做临床·内科难病（七）．中国中医药出版社）

【诠解】经曰："七七任脉虚，太冲脉衰少，天癸竭，地道不通。"绝经前后，本就肝肾阴虚，加之患者 2 年前行子宫＋附件全切除术，手术损伤元阴元阳，故肾虚为本，肝阴血虚为标，阴虚发热为汗，故见汗出、头发尽湿等诸多阴虚症状。方选保阴煎加减，以柴胡、川楝子疏肝，黄芩、地骨皮、黄柏清虚热，浮小麦、煅龙骨、麦冬滋阴敛汗。二诊再加入巴戟天等补阳之品，补益肾中阴阳，使阴阳互生互用，方可痊愈。

丛春雨医案

医案 1（任带两亏心神乱，镇阳摄阴效更显）

谢氏天癸当断 3 年，屡患崩漏，近兼有赤白带，头晕耳鸣，项麻面赤。证由任带两亏，火升风煽，致心神浮越，怔忡不安。

治则：以镇阳摄阴，务使阳下交阴，阴上恋阳，震麻暂已。再血海存储，阴络不伤，下元重振，专在静摄，勿以操持扰动厥阴，则宵寐汗泄渐安矣。

处方：

熟地黄 15g	怀山药 15g	五味子（焙）6g	龙眼肉 10g
牡蛎（煅研）10g	龟甲 10g	龙骨 10g	阿胶（烊化）10g
枸杞子（焙）15g	杜仲（盐水炒）10g		

数服甚适。去龙骨、牡蛎、杜仲，加羚羊角、牡丹皮、白芍药、茯神、莲子、芡实、续断等熬膏，即用阿胶收，小麦煎汤和服。渐愈。

（李翠萍，卢金镶．古今妇科医案经方集萃．第二军医大学出版社）

【诠解】肝肾阴虚是围绝经期综合征常见证型，临床表现有头晕耳鸣、项麻面赤，患者任带两亏，火升风煽，致心神浮越，怔忡不安。治以镇阳摄阴，务使阳下交阴，阴上恋阳，震麻暂已。再血海存储，阴络不伤，下元重振，专在静摄，药用数服，则诸症平息。

医案 2（潮热汗出烦躁怒，滋肝补肾定身志）

葛某某，女，48 岁。

初诊：1988 年 8 月 26 日。患者近 1 年来，午后潮热，入夜尤甚，时而烦躁易怒，时而悲伤欲哭，心悸少寐，腰酸背疼，月经后期，量少有块，血压偏高，下肢麻木。脉沉缓，舌红苔薄。

检查：曾做阴道细胞检查，为激素水平轻度低落。

西医：围绝经期综合征。

中医：绝经前后诸证。

辨证：肝肾阴亏，心血不足。

治则：滋肝补肾，安神定志。

处方：

生地黄 15g	牡丹皮 6g	怀山药 15g	山萸肉 6g
合欢皮 10g	枸杞子 15g	炒白芍 10g	莲子 15g
潼蒺藜 15g	生龙骨（先煎）15g	浮小麦 15g	女贞子 15g
茯苓 15g	紫丹参 15g		

5 剂，水煎服。

二诊：1988 年 9 月 2 日。上方服后头晕减轻，潮热偶发，肢麻消失，仍寐差自汗。再步原法出入。

处方：上方加夜交藤 15g。

5 剂，水煎服。

三诊：1988 年 9 月 25 日。前方又服 5 剂，诸症悉除，食眠俱佳。于 9 月 19 日经事来潮，周期正常，色量均可。

（李翠萍，卢金镶．古今妇科医案经方集萃．第二军医大学出版社）

【诠解】围绝经期综合征，为临床比较常见的妇科疾患。常因个人心理素质、体质强弱不同而有异。《素问·上古天真论》载："七七任脉虚，太冲脉衰少，天癸竭，地道不通。"根据病因病机，治以滋肝补肾、安神定志为法，三诊后诸症悉除，食眠俱佳。

马大正医案
（肝肾阴虚风动证，平肝潜阳风引汤）

郑某，43 岁。

初诊：2006 年 5 月 11 日。月经衍期 1 个多月未潮，潮热汗出，一天 10 多次，严重影响工作，性情急躁，易醒，头顶、颞部及颈部疼痛，头晕，恶心口苦，体倦形瘦，短气无力。末次月经 4 月 18 日来潮。舌淡红、苔薄白，脉细。

辨证：肝肾阴虚。

治则：平肝潜阳，养阴止汗。

处方：风引汤加减。

干姜 3g	龙骨 15g	桂枝 3g	甘草 6g
牡蛎 15g	寒水石 15g	滑石 15g	赤石脂 15g
紫石英 15g	石膏 10g	糯稻根 20g	白薇 10g
半夏 10g	五味子 5g		

4 剂。

二诊：2006 年 5 月 16 日。潮热出汗发作次数减少至每天 1～2 次，程度也减轻，头、颞、颈痛已除，寐短，一夜仅睡 3～4 小时，头晕，口苦，舌脉如上。

处方：

干姜 3g	龙骨 15g	桂枝 3g	甘草 6g
牡蛎 15g	寒水石 15g	滑石 15g	赤石脂 15g
紫石英 15g	石膏 10g	糯稻根 20g	鳖甲 10g
酸枣仁 15g	太子参 12g		

5剂。

三诊：2006年6月13日。潮热出汗诸症未再发生。

（马大正．马大正中医妇科医论医案集．中医古籍出版社）

【诠解】因临床所见围绝经期综合征以虚证为主，且以肝肾阴虚及心肾不交证较为多见，临床虽见阴虚火旺证候，但在组方用药上，要注意不宜过用泻火平肝之品，应以滋水涵木为主，才可使虚火自平。其次，天癸未绝，莫忘调经。围绝经期综合征为自然发生，出现头痛头晕，性情烦躁，潮热汗出，倦怠无力，恶心口苦，脉细，与《灵枢·厥病》中的"厥头痛，头痛甚，耳前后脉涌有热"的描述近似，为阴虚内热、肝阳上亢之证，故以风引汤平肝潜阳，糯稻根、鳖甲、白薇、五味子清热养阴敛汗，半夏和胃。三诊后，症状全部好转。

秦天富医案

（肝肾不足虚火旺，二地二冬龙牡汤）

赵某某，女，49岁。2006年5月13日初诊。

病史与检查：月经后期稀少1年，2～3个月一至。烘热汗出，夜间尤甚半年。伴有头晕目眩，口咽干燥，手足心热，心烦易怒，腰膝酸软，夜眠不安。查体：面颊发红。血压146/96mmHg。心肺未见异常。舌质红、苔少，脉细数。某三甲医院诊断为围绝经期综合征。

辨证：肝肾不足，阴虚火旺。

治则：滋养肝肾，降火潜阳。

处方：二地二冬龙牡汤（自拟方）加减。

熟地 12g	生地 12g	麦冬 12g

天冬 9g	生龙骨（先煎）30g	煅牡蛎（先煎）20g
太子参 15g	女贞子 20g	旱莲草 20g
黄连 6g	阿胶 10g	甘草 10g
小麦 30g	大枣 7 枚	

用法：水煎服。1 日 1 剂，分早晚两次。连服 2 剂，停 1 天。共服 6 剂。

二诊：2006 年 6 月 10 日。共服上方 12 剂后，烘热汗出、头晕目眩、心烦易怒症状消除。多次测血压，均在正常范围。且情绪稳，已能安睡。手足心热、腰膝酸软症减。

处方：善后服知柏地黄丸，早晚各 1 次（30 粒水丸），连服 1 个月。

1 个月后，患者电话告知，上症皆愈。半年后，电话随访，上症未再复发。

（秦天富著．秦天富老中医疑难杂症专辑．山西科学技术出版社）

【诠解】肝肾是精血的来源，肝肾阴虚，则精血亏少，故经行错后，量或多或少，色泽暗淡；阴虚水亏则不能济火，相火煽动，故头晕目眩、四肢乏力、心烦易躁、夜难入寐；似热非热、偶或汗出、脉细数、舌尖红，均是肝肾阴虚、相火不潜之变。一般多选自拟方，二地二冬龙牡汤加减。同时要给予精神调理、生活调理、饮食调理等指导。

李文亮医案

（肝肾阴虚眩晕证，平肝潜阳安心神）

宋某，女，45 岁，工人。1978 年 3 月 27 日初诊。

现病史：近 3 年来自觉眩晕，频发潮热，汗出心烦失眠，口舌咽干，腹胀便秘，四肢发麻，月经稀少。脉细弦，舌红苔薄。

诊断：肝肾阴虚。

治则：平肝潜阳，补肾宁心。

处方：

淮小麦 30g	红枣 30g	炙甘草 5g	珍珠母（先煎）30g
枸杞子 12g	石决明 12g	当归 10g	仙灵脾 10g
紫草 15g			

　　水煎服，每日 1 剂。随症加减共服 40 剂，于 2 个月后随访，诸症显著好转，每晚睡眠 6 个小时以上。嘱继续服用：淮小麦 30g、红枣 30g、炙甘草 5g，水煎服，以资巩固。

（李文亮，齐强. 千家妙方. 战士出版社）

　　【诠解】中医学认为妇女更年期的到来是由于肾气渐衰，冲任、脏腑功能失调，气血不足，阴阳失去平衡所致，故治疗本病的关键是从肾着手，进行补肾调冲、协调阴阳，达到恢复健康、延缓衰老的目的。许多女性认为绝经是衰老的象征，故调其月经，推迟绝经年龄，不但可调节机体阴阳，而且从心理角度上看，对患者亦是一个极大的安慰。另外，除了药物治疗，还应鼓励患者积极参加社会活动，保持健康的心理状态，将是十分有益的。

肾虚肝郁证

于己百医案

（肾虚肝郁阳上亢，更年宁汤效更佳）

苟某，女，50 岁。1998 年 2 月 16 日初诊。

主诉：月经稀少半年，失眠心悸、烘热汗出 3 个月。

现病史：患者半年来月经半月至二三月一行，每次经来 2～3 天即净，量少，近 3 个月来因忧思过度，整夜不眠，头脑不得清静，白天则心悸、头胀、急躁、易怒、烘热汗出、腰酸腿痛。于氏诊之：舌红苔薄白，脉弦细。

诊断：围绝经期综合征。

辨证：肾虚肝郁，心肾不交。

治则：滋阴补肾，清热安神，平肝潜阳。

处方：更年宁汤加减。

黄芩 10g	生地 15g	苦参 15g	百合 15g
炙甘草 10g	炒麦芽 15g	大枣 6 枚	麦冬 15g
黄连 10g	丹皮 10g	栀子 10g	白薇 15g
炒枣仁 30g	菖蒲 15g	生龙牡各 30g	菊花 12g

水煎 2 次，分服。

二诊：服药 7 剂，失眠大减，每晚能睡 4～5 小时，烘热次数减少，汗出减轻，仍感腰酸腿痛。

处方：去菊花，加桑寄生 20g、川续断 30g、牛膝 15g。

再服 10 剂。

三诊：服上药后诸症基本消退，偶有烘热。

处方：为巩固疗效，又以原方去生龙牡、菊花，加杜仲 10g，改汤为丸，服用一料。

1 年后随访，服丸药 3 个月，未再发生烘热，病告痊愈。

（于己百，张士卿．中国百年百名中医临床家丛书·于己百．2 版．中国中医药出版社）

【诠解】妇女围绝经期综合征是临床常见，肾虚是最基本的病机。但古人有"女子以肝为先天"之说，肝郁病机也非常突出。所以，其治疗不离肝肾。临床观察发现：妇女围绝经期综合征临床表现十分复杂，更与糖尿病、高血压病、骨质疏松症、阴道炎、泌尿系感染等有密切关系，所以临床治疗不可松懈。所以治疗应肝肾并治，气血两调，阴阳双补。

方和谦医案

（肾虚肝郁脏躁犯，疏肝解郁和肝汤）

韩某，女，48 岁。1996 年 10 月 9 日初诊。

患者月经紊乱已半年，时感心慌气短，腿软乏力，多虑心烦，胸闷胁胀喜叹息，夜寐多梦，耳鸣如蝉，舌淡、苔白，脉弦细。

诊断：脏躁（肾虚肝郁证）。

治则：疏肝解郁，养血安神。

处方：和肝汤加熟地黄 10g、黄精 10g。

当归 12g	白芍 12g	白术 9g	柴胡 9g
茯苓 9g	生姜 3g	薄荷（后下）3g	炙甘草 6g
党参 9g	苏梗 9g	香附 9g	大枣 4 枚
熟地黄 10g	黄精 10g		

水煎服，每日 1 剂，共 6 剂。

二诊：1996 年 10 月 18 日。服药后自觉心悸、气短减轻，已无胸胁胀满，眠可，时有乏力耳鸣。

处方：守方治疗 6 剂，已善其后。

（杨建宇，李剑颖，张凯，等．国医大师疗病丛书·国医大师治疗妇科病经典医案．中原农民出版社）

【诠解】心主血，肝藏血，肝木与心火乃母子相生关系，心藏神，肝藏魂，心肝血气冲盛则心神得养，肝魂安藏。若肝血不足，或肝失调达，则不仅肝魂不得安藏，且母病及子，可导致心血不足，引起心神不安之证。和肝汤调肝亦理气、和血而养心安神，故可用于心肝血虚之心神不安证。方教授在临床上凡见妇女之脏躁证及神经官能症属肝血不足、心神不安、未化火动风者，多用此方取效。患者正值更年期，肝气郁结，气机不畅则胸闷胁胀、喜叹息，气阴不足则心慌气短乏力，心神失养则夜寐多梦。脏躁之证，一般多用"甘麦大枣汤"治疗。方教授认为，脏躁患者"年四十而阴气自半也"，阴之不足表现为肝血、心血不足，同时伴有肝气郁结。和肝汤可谓柔补通调之剂，既养肝又解郁，故可达和调阴阳、养心安神之目的。

梁文珍医案

（悲伤欲哭肝郁重，益肾柔肝安更汤）

唐某，53 岁，个体户，已婚。

初诊日期：2009 年 9 月 1 日。

主诉：绝经后惶恐不安、悲伤欲绝 2 年，加重半年。

现病史：绝经前是个体营业，颇有成就感。绝经后休息于户，老伴终日忙于工作，无暇伴语，渐然日生忧虑。时或心中不安，虚烦躁动，惶惶然如人欲捕之状，甚则不敢一人独留；时或悲观绝望，万念俱灰，时生轻生之念。平时少寐多梦，心悸怔忡，疑虑丛生，烘热汗出，纳少运迟。2 年来多处就医均拟诊为围绝经期综合征，服药不效。近因多疑，与家人争执时，不慎头部撞墙 1 次，继而诸症加重，自觉头痛欲裂，四肢不和，浑身不适，心中懊恼，莫名其苦。先后行头部 CT、MRI 等检查均无异常发现。家人欲带其去精神病院就医，其坚决否认，拒绝前往，只愿试服中药。刻下面色晦暗，肤色无华，精神恍惚，语无伦次。自诉行则疲，坐则烦，睡无眠，食无味，屡欲轻生。惧怕陌生面孔，只求亲人陪伴，寸步不离。生育史：1-0-2-1（顺产 1 胎后人流 2 次，绝经 2 年）。舌质淡暗、苔白微腻，脉细微弦。

西医诊断：围绝经期综合征。

中医诊断：绝经前后诸证。

辨证：肾虚肝郁，心肾不交。

治则：益肾柔肝，养心安神。

方药：安更汤化裁。

百合 10g	当归 10g	生地 10g	白芍 10g
生龙牡各 10g	炒枣仁 15g	夜交藤 10g	茯神 10g
丹参 10g	黑豆衣 10g		

10 剂。

医嘱：家人多陪伴；自选一项业余活动并参与之；保证充分睡眠，忌过劳，调适情志；饮食清淡，忌油腻、生冷、煎炸、辛辣食物。

二诊：2009 年 9 月 15 日。其子陪同复诊。服药前因躁乱虚烦，惶恐不安，电话告急于远在异地工作之子，求其回来相伴。服药后夜寐稍安，烘热汗出发作减少，近日由子相伴，烦躁情绪稍有好转。惟近日晨起口苦咽干，食欲不佳。舌苔薄黄、根微腻，脉滑微弦。

处方：继原法拟方，上方去当归，加薏苡仁、炒谷芽各 15g。

10 剂。嘱其子多予疏导，尽量引导其专注一项业余爱好，以分散其注意力。

三诊：2009 年 9 月 29 日。诸症悉减，其子已回单位上班，老伴终日出差在外，其一人在家里已能生活自理，惟夜间开灯睡觉，感觉似有人入室，难以安眠。舌苔薄白。

处方：原方 15 剂。

四诊：2009 年 10 月 13 日。诉药后平和，诸症向愈。昨日与老伴因事争执，当晚诸症加重，饮食不进，夜不成眠。晨起头晕心慌，口苦咽痛，小便灼热，大便干结，颜面虚浮。舌质暗尖略红、苔薄黄，脉微细弦。

处方：首诊方去黑豆衣、炒谷芽，加莲子心 5g、茅根 30g。

10 剂。再次嘱其参加老年大学相关活动，调情怡志，自娱自乐。

五诊：2009 年 10 月 27 日。服药 5 剂后诸症明显减轻，继服 5 剂后诸症基本消失，加之近日每天定时参与小区老人户外活动后，饮食大增，睡眠正常，二便自调，精神、情绪大有好转，对人对事多能理解、宽容，自嘲病时各种不近人情之举。观其精神饱满、情绪和畅，表扬其坚持治疗、自我调节有功，鼓励其继续融入老年人集体，安排好自身晚年生活，以丰富自我，娱乐自我。

处方：拟首诊方去生龙牡、黑豆衣，加合欢花、合欢皮各10g。

10剂，以善后。

（梁文珍. 梁文珍妇科临证精华. 安徽科学技术出版社）

【诠解】该案患者绝经前个体经营，终日忙碌，心血暗耗。绝经后肾气日衰，肾阴偏虚，肾中阴阳失调，濡养与温煦不力，脏腑功能紊乱。加之退休前事业有成，成就感十足，退休后倍感失落，适逢家中无人陪伴、疏导，在体质加情志等多重因素影响下，脏腑失调症状尤为彰显。其中尤以风木时郁、胆魄时虚、心神时散等症状凸显。本病根本病因在于肾阴不足、五脏失濡所致，拟方务以益肾柔肝、养心安神为主法。药用生地皮黑入肾，中黄如脾，心紫通心，填精生液；白芍内专滋阴生津，外润皮肤；白芍酸敛阴精，益营能于土中泻木；当归甘润补血，辛香透入中焦营气之分而补营血；此三药为队，滋阴生津、补血养血、柔肝平木；生龙牡、黑豆衣养血平肝、滋阴除热、敛汗安神；炒枣仁、茯神、夜交藤养肝宁心，安神定志；丹参安神定志、清心除烦；百合（伍生地）甘缓滋养、润燥宁心。全方意在以润为养，以柔为平，以清为进，切忌滋腻、温燥、苦寒之味，以防戕伐水木之气。木柔土厚水壮，阴血自盈，营血自和，脏腑自调矣。二诊夜寐稍安，烘热汗出发作减少，且由子陪伴，烦躁情绪有所好转，惟晨起口苦咽干、食欲不佳。观其舌苔薄黄根微腻、脉滑微弦，知其土虚生湿趋于化热之势，拟原方去当归之甘温，加薏苡仁甘淡微寒、利水渗湿、健脾和胃；谷芽甘平启脾进食，宽中消谷。并嘱其子多予以心理疏导。三诊诸症悉减，慢病守方，故原方继用。四诊因于情绪波动后诸症加重，脉症相参，诊为土虚水泛、心火偏旺，宜以培土制水、清泻心火，首诊方去黑豆衣、炒谷芽，加莲子心以上清心火、下通于肾，茅根甘淡利水消肿。五诊诸症明显减轻，神情自如，继拟首诊方去生龙牡、黑豆衣，加合欢花、合欢皮甘平解郁、和血安神以善后。本案起病原因之一缘于情绪，治疗过程中必须辅以心理疏导，方可寓调情志于药疗之中，从而相辅相成而获效。

赵进喜医案

（气血失和头目眩，补肾疏肝阴阳调）

崔某，女，45岁。

初诊日期：2000年5月28日。

主诉：头晕目眩、烘热汗出近1年。

现病史：患者有糖尿病和泌尿系感染病史。近1年因情志失调诱发病情变化。诊查：头晕目眩，疲乏无力，烘热汗出，易寒易热，胃脘痞满，支撑两胁，牵及少腹，腰膝冷痛，双下肢浮肿，伴有口苦、咽干、心烦、失眠、月经不调。舌质暗、苔薄腻略黄，脉尺沉、右关弦滑。

辨证：肾虚肝郁，气血失和，阴阳失调。

治则：补肾疏肝，理气活血，调和阴阳。

处方：

柴胡12g	赤白芍各25g	枳壳9g	陈皮9g
仙灵脾9g	仙茅9g	巴戟肉9g	知母9g
黄柏9g	当归12g	川芎9g	丹参25g
百合30g	乌药9g		

7剂。

二诊：2000年6月5日。服药诸症大减，胃胀减轻，原方继用。

三诊：2000年6月12日。未遵医嘱，停药1周，症状又见反复，诊舌脉如前，化验空腹血糖7.8mmol/L，尿检蛋白0.25g/L，高倍镜下白细胞5～7个。

处方：仍按原方，加蒲公英15g、白花蛇舌草15g。

7剂。

四诊：2000年6月19日。患者烘热汗出已止，胃胀基本消失，食纳可，精神好，尿检转阴。守方再服14剂。后长期门诊治疗，病情稳定。

（王永炎.中国现代名中医医案精粹.第5集.人民卫生出版社）

【诠解】本例患者因情志因素诱发，表现为头晕目眩，疲乏无力，烘热汗出，易寒易热，胃脘痞满，支撑两胁，牵及少腹，腰膝冷痛，双下肢浮肿，伴有口苦、咽干、心烦、失眠、月经不调，症状实为繁杂。但仔细分析仍不外肾虚、肝郁两端。肾虚，阴阳失和，故见头晕、疲乏、烘热汗出、腰膝冷痛、双下肢浮肿；肝郁，肝气犯胃，气滞血瘀，郁热扰心，故见胃脘痞满、支撑两胁、口苦、咽干、心烦、失眠、月经不调。方用四逆散、二仙汤、百合乌药散，取得了较好疗效。三诊加蒲公英、白花蛇舌草者，乃针对泌尿系感染而设，取清热利湿解毒之意。

李文亮医案

（阴道抽痛苦不堪，益肾疏肝活血佳）

王某，女，46岁，农民。1978年10月7日初诊。

主诉：阵发性阴道抽痛3月余。

现病史：初于同年6月底发病，无明显诱因出现阴道阵发性抽痛，疼痛剧烈，涉及少腹外阴，难以忍受，重时伴恶心呕吐，手足不温，肢体颤抖，甚至昏厥。先后在地县各级医院诊疗，西医妇科检查外阴（－），阴道黏膜干燥，宫颈光滑，宫体前位大小正常，附件（－），宫颈活检，病理仅见炎细胞浸润，未见癌变。心电图、胸透正常。诊为围绝经期综合征，给予乙底酚、三合激素、柴胡加龙骨牡蛎汤等。曾住院4次，医治无效。因发作渐频，痛苦难忍，不堪折磨，病者欲自杀3次，被人阻止。近期月经提前，色黑有块。食少眠差，二便尚可。检查：体形瘦弱，面色晦暗，精神萎靡，表情抑郁，舌质暗红、瘀点少许、苔少薄白，脉沉细弦。

诊断：肝郁肾虚，气滞血瘀。

治则：疏肝理气，活血化瘀，滋补肝肾，佐助肾阳。

处方：

丹参30g	红花12g	川芎12g	赤芍12g
降香15g	生蒲黄9g	五灵脂9g	

加减：肝郁气滞见证明显者加柴胡10g、香附10g、百合15g；瘀血见证明显者加全蝎6g、蜈蚣2条、桃仁10g；阴虚见证明显者加附子6g、肉桂3g、牛膝10g、淫羊藿10g；气血双亏见证明显，兼有神经精神症状者，合归脾汤及甘麦大枣汤加减。

二诊：上方服 3 剂后病势已减，情绪安定。

处方：略作出入，再投 3 剂。

三诊：痛势大减，发作渐稀，食欲略增，瘀点稍退。

处方：前方再作加减，方中加入全蝎、蜈蚣等，以加强镇痉熄风、通络止痛之效。

共服 8 剂，疼痛缓解，精神转佳，舌质淡红、瘀点全退。其后，又以养血安神、疏肝理气为治投药 6 剂，以善其后，巩固疗效。随访 2 年许，从事农活，未再复发。

（李文亮，齐强．千家妙方．战士出版社）

【诠解】患者临床表现纯属精神、神经系统异常的疾病，历经西医相关科室检查未见异常，诊断围绝经期综合征无疑。围绝经期妇女约 1/3 可通过神经、内分泌的自我调节达到新的平衡而无自觉症状，2/3 妇女则可出现一系列症状。随着人类社会渐趋老龄化，绝经前后病例增多，日益为人们所重视。该患者中药调理后疼痛缓解，精神转佳，舌质淡红、瘀点全退。其后，又以养血安神、疏肝理气为治投药 6 剂，以善其后，巩固疗效。

肝郁脾虚证

刘云鹏医案

（肝木克土湿热滞，疏肝健脾逍遥散）

李某，女，45岁。

初诊：1998年2月8日。患者自下岗后近半年来月经周期（3～4）/（23～50）天、量少、色淡，经前乳房略胀。平素胸闷，气短，喜太息，胃脘不适，纳少便溏，小便短频，末次月经日期为2月3日至2月6日，诊时月经已净2天，面目及四肢浮肿，口苦失眠多梦，苔灰黄微腻，脉沉弦（78次/分）。

诊断：围绝经期综合征。

辨证：肝郁气滞，脾虚湿肿。

治则：疏肝健脾，利湿清热。

处方：逍遥散加减。

柴胡9g	当归9g	白术10g	甘草3g
白芍9g	山药15g	扁豆15g	桑白皮15g
姜皮9g	大腹皮9g	云苓皮15g	陈皮9g
黄芩9g	丹皮9g	合欢皮9g	酸枣仁15g

7剂，浓煎服。

二诊：1998年2月16日。药后浮肿减，无明显胸闷、气短、太息等症状，口略苦，睡眠稍好转，纳食增加，大便可。舌红苔灰黄，脉弦（78次/分）。

处方：效不更方，守前方7剂。

三诊：1998年2月25日。纳可，二便调，余症好转。舌红苔灰，脉弦软。

处方：守上方去五皮饮、丹皮、黄芩。

7剂，浓煎服。

四诊：1998年3月4日。月经已净3天，无经前不适，经量略多，3天净，经净后寐差，无浮肿，舌红、苔灰薄，脉弦软（78次/分）。

处方：守前方7剂，浓煎服。

随访：月经按期来潮，量略多，诸症消失。

（刘云鹏.中国百年百名中医临床家丛书·刘云鹏.中国中医药出版社）

【诠解】本例患者曾自诉，因长期精神负担过重，致性情抑郁，抑久伤肝，肝失条达，致月经先后不定期、量少、经前乳胀、胁胀、喜太息、胸闷。木郁克脾土，脾失健运，胃失和降，故胃脘不适、纳少；脾虚则水湿内生，故面目及四肢浮肿、小便短频、便溏；郁久化火故口苦；热扰心神故失眠多梦、舌红苔灰黄微腻、脉沉弦。以上均属肝郁脾虚、湿邪内停之证。宜疏肝健脾、利湿清热，方用逍遥散加山药、扁豆疏肝健脾，合五皮饮加强健脾利水作用，配丹皮、黄芩治火热内扰之口苦，配合欢皮、酸枣仁解郁安神。常与治疗同时配合心理疗法，务使患者心情舒畅、不烦不躁，治疗效果满意。

朱南孙医案

（肝郁气滞郁寡欢，健脾疏肝畅情志）

奚某某，55岁，工人。

初诊：1992年6月2日。绝经3年，抑郁寡欢，胸闷气促，心悸头晕，耳鸣多梦，手足麻木，腹胀矢气，纳平，脉沉细、右涩，舌暗红、苔薄腻中黄。围绝经期期脏气俱虚，肝脾气滞，气血失和。

治则：疏肝解郁，健脾疏化。

处方：

白术9g	制川朴4.5g	炒怀山药12g	广木香6g
沉香曲6g	炒柴胡6g	广郁金9g	合欢皮12g
淮小麦30g	香橼皮9g	陈皮6g	朱灯心7扎

7剂。

二诊：1992年6月11日。药后胸闷腹胀减轻，心情稍畅，仍夜寐不安，甚则躺下2～3小时才能入睡，睡则梦扰，脉细弦，舌暗红、苔薄。肝郁气滞，心失濡养。治宜疏肝解郁，养心宁神。

处方：

制川朴 4.5g	黄连 3g	香橼皮 6g	广郁金 9g
丹参 15g	赤芍 9g	柴胡 6g	首乌藤 15g
合欢皮 12g	朱茯苓 12g	淮小麦 30g	

7 剂。

三诊：1992 年 6 月 17 日。食眠俱佳，能安卧 5～6 小时，肢麻改善，头晕心悸亦轻，惟耳鸣未消，脉沉细，舌暗偏红、苔薄干腻。脾胃稍和，肝肾不足。治拟养肝益肾，健脾宁心。

处方：

太子参 15g	制川朴 4.5g	姜黄连 3g	首乌藤 15g
合欢皮 12g	朱茯神 9g	淮小麦 30g	紫丹参 12g
枸杞子 12g	女贞子 12g	旱莲草 12g	

7 剂。

（朱南孙．中华名中医治病囊秘·朱南孙卷．文汇出版社）

【诠解】围绝经期临床表现错综复杂，变化多端，治疗也当有常、有变。张子和《儒门事亲》谓："良工之治病，先治其实，后治其虚，亦有不治其虚时。"本案年逾七七，天癸已竭，脏气俱虚，然虚损之治需有次序。"凡遇久病，先固胃气，饮食得入，药乃有济"（杨西山语），证见肝肾阴虚，肝脾气滞，脉络不畅，心神不宁，先疏肝健脾以消滞，气机得畅，闷胀减轻，食眠转佳，再行滋补肝肾、健脾宁心，以缓治其本。调治月余，诸症悉除可谓佳效。

心肺阴虚证

赵正俨医案

（心肺阴虚咽口干，百合地黄二仙饮）

刘某，女，52岁。1968年10月12日初诊。

主诉：头晕，面部烘热，时出汗，咽干不渴，不思食，便干、尿短赤，腰酸乏力，心烦不寐。诊查：脉弦数，血压160/90mmHg，舌质红、苔白干，心肺（－），腹软，肝脾不大。

西医诊断：①围绝经期综合征；②围绝经期高血压。

中医辨证：心肺阴虚，肾阴不足，水不涵木，肝阳上亢。

治则：清心润肺，滋肾阴，平肝潜阳。

处方：百合地黄汤合二仙饮加味。

百合30g	生地黄30g	仙茅10g	淫羊藿15g
当归10g	巴戟天15g	知母10g	黄柏10g
牡丹皮10g	甘草6g		

每天1剂，水煎2次，分服。

二诊：1968年10月17日。服上方5剂，诸症减轻，血压110/60mmHg，继服5剂，症状消失而愈。

（王光辉．赵正俨医案医话．人民军医出版社）

【诠解】妇女在进入围绝经期时，机体处于肾气渐衰、天癸渐竭、冲任二脉虚衰的正常生理衰退过程，一般健康女性常可自身调节逐渐适应，而有的妇女则易受到内外因素的影响，致肾的阴阳失衡，进一步涉及心、肝、脾等脏腑，导致围绝经期综合征的发生，其症状表现各异，患者肝肾阴虚，肝阳亢盛，虚火上炎，故现颜面烘热、汗出；阴血匮乏，不能上荣心神，故见头晕、心烦不寐；

心火移于小肠，阴液耗伤，故见小便黄赤；阴血匮乏，肠道失润，故大便干结。治应滋补肝肾、平抑肝阳、清心润肺除烦为主。故方用百合地黄汤合二仙饮加减治疗，其中百合清心润肺、调气解郁，生地黄滋肾阴、凉血，二仙（仙茅、淫羊藿）、巴戟天补肾益精，当归养血活血，知母、黄柏滋肾降火，牡丹皮凉血清肝热。全方有清心润肺、滋阴降火、平肝潜阳之功，故诸症可缓并治愈。

心脾两虚证

韩百灵医案

（失眠少寐大便溏，益气健脾养心神）

江某，女，48 岁，干部。1980 年 5 月 31 日初诊。

现病史：3 年前经期紊乱，或 3 个月一潮，或 5 个月一至，经来如注，色红有块。血压偏高但不稳定，胸闷，心电图正常。平素头晕少寐，多梦，心悸，下肢微肿，不思饮食，脘痞不舒，大便或溏或软，小溲偶有不畅。脉沉细，舌尖红、舌苔薄腻。

辨证：脾虚统摄失权，心失所养。

治则：补脾益气，养心安神。

处方：

茯苓 15g	白术 15g	佩兰 10g	陈皮 10g
鸡血藤 10g	何首乌 10g	合欢花 10g	丹参 15g
姜黄 10g	艾叶 10g	冬葵子 10g	

6 剂，水煎服，日 1 剂，早晚分服。

二诊：头晕已减，血压 140/80mmHg，寐和纳增，胸闷亦减轻，小便畅下，肢肿已消，舌质略红，脉沉弦。已获效机，再步前位。

处方：

丹参 20g	姜黄 10g	赤芍 10g	女贞子 10g
旱莲草 10g	茯苓 15g	夜交藤 15g	合欢花 10g
陈皮 10g	川芎 10g	神曲 10g	

6 剂，煎服法同上。

三诊：头晕未作，血压稳定，余症均有减轻，舌苔薄白，脉弦缓。治以和胃调中、通脉养心、滋补肝肾法。

处方：

夜交藤 15g	合欢花 10g	节菖蒲 10g	丹参 10g
姜黄 10g	川芎 10g	延胡索 10g	枳壳 15g
神曲 15g	女贞子 10g	旱莲草 10g	

6剂。

服上药后，夜寐得酣，胸闷亦无，知饥能纳，二便如常，腰酸偶有，血压稳定。后改用二至丸 15 粒，日 2 次服，以资巩固。

（董建华．中国现代名中医医案精粹．第 3 集．人民卫生出版社）

【诠解】明代《景岳全书·妇人规》指出："妇人于四旬外，经期将断之年，多有渐间阻隔、经期不至者。当此之际，最易防察。若果气血平和，素无它疾，此固渐止而然，无足虑也。如素多忧郁不调之患，而见此过期阻隔，便有崩决之兆。若搁之浅者，其崩尚轻；隔之久者，其崩必甚，此因隔而崩者也。"本例患者经乱 3 年，3 个月一潮，或 5 个月一至，经来如注，色红有块，此乃心脾两虚、气血不和、冲任失调所致。心血不足，不能上荣心脑，故可见心悸、少寐；脾失健运，水湿停滞，故见纳少、便溏溲短、下肢浮肿。因此，治以茯苓、陈皮、白术、佩兰等健脾行气和中；何首乌、合欢花、鸡血藤等养心安神兼能舒郁通络；丹参、赤芍、姜黄、石菖蒲等活血化瘀、通脉止痛；并配伍冬葵子利尿，使浊阴从下焦而出。"五脏之伤，穷必及肾"，因此患者自感腰酸困痛，故加女贞子、旱莲草补肝肾，而调补冲任以善后。

刘云鹏医案

（脾虚不运心失养，健脾养血归脾汤）

汪某，女，50 岁。

初诊：2005 年 12 月 26 日。头晕、心慌、寐差 3 年，48 岁绝经。现头晕，心慌，汗多，口干，纳差，便溏，寐差，夜尿频，精神紧张，舌红、苔黄、有齿痕，脉搏 74 次 / 分。

辨证：脾虚不运，心失所养。

治则：健脾养血。

处方：归脾汤加味。

党参 15g	白术 12g	茯苓 10g	炙远志 12g
当归 12g	黄芪 20g	酸枣仁 15g	木香 10g
甘草 6g	煅龙牡各 30g	夜交藤 30g	浮小麦 30g
大枣 10g	法半夏 10g	陈皮 10g	益智仁 15g
乌药 10g	桑螵蛸 12g	小茴香 10g	

14 剂。

二诊：2006 年 1 月 5 日。症状明显减轻，仍寐差，尿频，舌暗红、苔黄厚、有齿痕，脉搏 72 次/分。

处方：

陈皮 10g	法半夏 10g	茯神 10g	甘草 6g
枳实 10g	竹茹 10g	炙远志 10g	酸枣仁 15g
柴胡 10g	当归 10g	白芍 15g	白术 12g
黄芩 10g			

14 剂。后病愈。

（黄缨．刘云鹏妇科医案医话．人民卫生出版社）

【诠解】根据《内经》中"七七任脉虚，太冲脉衰少，天癸竭，地道不通，故形坏而无子也"，妇女在绝经前后，肾气渐衰，天癸渐竭，冲任二脉虚衰，月经将断而致绝经，生殖能力降低而致消失，此本是妇女正常的生理衰退变化，但由于体质、疾病、情绪等原因导致阴阳失衡，涉及心肝脾肾等多脏器，而使病情复杂多变。该患者已过七七之年，肾气衰败，精血精微物质匮乏，不能濡润心神，故表现出头晕、心慌、难寐等症。脾肾阳虚，温煦不足，故腹泻纳差、夜尿频多等不适，故治应方选归脾丸加减，方中党参、白术、茯苓健脾益气，黄芪、当归配伍养血补血效佳，远志、酸枣仁、夜交藤安神定志，煅龙牡重镇安神以改善睡眠，木香、白芍、半夏、陈皮疏肝理气，乌药、小茴香温阳通经，益智仁、桑螵蛸、浮小麦收涩固敛，诸药共奏健脾补肾、理气养血安神之功。

心肾不交证

于己百医案

医案 1（心肾不交眠易惊，柴胡龙骨牡蛎佳）

徐某，女，52 岁。2006 年 6 月 10 日初诊。

主诉：睡眠易惊醒 1 年余。

初诊：自诉 1 年前无明显诱因出现晚上睡眠易惊醒，醒后自觉全身肌肉抽动，心慌心悸，烦躁不安，口干无食欲，胃脘胀满不适，大便质稀，日 4 次。

刻下症见：每日睡眠多梦易惊醒，醒后自觉全身肌肉抽动，心慌心悸，无食欲，大便稀软，日 4 次。舌体正常、舌质淡、舌苔薄白。脉象沉弦。

诊断：绝经前后诸证。

辨证：心肾不交证。

治则：补肾养阴，交通心肾，平肝潜阳，镇静安神。

处方：柴胡龙骨牡蛎汤。

柴胡 20g	黄芩 10g	生龙牡各 30g	茯神 15g
半夏 10g	大枣 6 枚	生姜 10g	磁石 20g
地龙 12g	僵蚕 12g	天麻 10g	钩藤 12g
胆南星 10g			

6 剂，水煎服，日 1 剂，分 2 次服。

嘱其：①忌辛辣饮食；②调情志；③随诊。

二诊：服药 6 剂后自觉全身肌肉抽动、心慌明显好转，仍自觉全身肌肉频繁抽动，5 分钟就有 1 次，服药后胃部不适。效不更方，连服 18 剂。全身肌肉抽动明显改善，睡眠较前好转，1 天能睡 5 个小时。便稀，日 2 次。嘱继续巩固治疗。

（于己百，张士卿. 中国百年百名中医临床家丛书·于己百. 2 版. 中国中

医药出版社）

【诠解】肾乃先天之本，主藏精、生长、发育与生殖，肾中所藏精气是人体生长发育及生殖的物质基础。肾中精气在女性的一生中有着重要的作用，决定女性的生长发育、月经来潮与生殖功能。肾阴虚证型在临床上常表现为心火亢盛或肝火偏旺。肾水不足，不能上济于心，则心火独亢于上，心肾失交，临床可表现为失眠多梦、五心烦热、心悸等症状。本例患者病属绝经前后诸证，辨证为心肾不交证。故方选柴胡龙骨牡蛎汤加味治疗，共奏补肾养阴、交通心肾、平肝潜阳、镇静安神之功，使阴虚得养，肾气得充，心肾、水火既济，心火得清，肝阳得平，心神、肝气复常，所以临床效佳。

医案2（头晕耳鸣心失养，川芎茶调交心肾）

胡某，女，50岁。2006年6月17日初诊。

主诉：头晕反复发作4年，加重2周。

现病史：自诉头晕、耳鸣反复发作4年，无恶心呕吐，多次诊治症状时轻时重，遂来就诊。刻下症见：头晕耳鸣，周身发热，无头痛，无恶心呕吐，眠可，饮食二便正常。舌质红、苔白，脉细弦。

诊断：绝经前后诸证（围绝经期综合征）。

辨证：心肾不交。

治则：补肾养阴，交通心肾，平肝潜阳。

处方：川芎茶调散。

川芎 15g	细辛 10g	羌活 12g	白芷 12g
菊花 12g	玄参 12g	僵蚕 12g	防风 10g
蔓荆子 12g	葛根 20g	天麻 10g	杭白芍 12g
甘草 10g			

6剂，水煎服，日1剂，分温二服。嘱其调情志，随诊。

二诊：服用前方后头晕耳鸣好转，仍感头面部潮热，大便干。加强清肝之品。

处方：上方加草决明30g、青葙子30g、栀子10g。

服 6 剂，诸症好转。

（于己百，张士卿. 中国百年百名中医临床家丛书·于己百. 2 版. 中国中医药出版社）

【诠解】患者久病，又值围绝经期，肾气虚衰为其主要病理变化，又复涉及心、肝、肾等脏器病理变化，肾气虚衰，心肾不交，水不涵木导致精血不足，心神失养，心火独盛，肝阳偏亢，上扰清窍而发头痛。因此给予补肾养阴、平肝潜阳、清心安神、交通心肾为法，因"高巅之上，惟风可到"，故方选用川芎茶调散加减配伍治疗，配伍疏肝解郁、平肝潜阳的菊花、蔓荆子；川芎载药上行，直达穹窿。王好古在《汤液本草》中论述头痛引经药，曰："如头痛，须用川芎。"诸药合用，共奏疏肝养血、平肝潜阳、祛风散邪、活血通络之功，直达病所，围绝经期头痛可治愈。

梁剑波医案

（心肾失调冲任乱，益阴潜阳调冲任）

郭某，女，48 岁，教师。1998 年 6 月 29 日初诊。

患者 3 年来月经周期紊乱，断续无定期，形体消瘦，五心烦热，近年来更彻夜不眠，或瞑目则噩梦惊醒，心悸怔忡，经住院检查诊断为：心肌劳损，围绝经期综合征。妇检无异常。应用中西药治疗，症仍反复未愈。就诊时见神疲气短，失眠心悸，两目红丝，腰酸耳鸣，舌红瘦少苔，脉沉细稍数。

诊断：围绝经期综合征。

中医辨证：心肾阴虚，冲任失调。

治则：养心安神，益阴潜镇。

处方：更年康汤。

玄参 10g	丹参 10g	党参 10g	天冬 5g
麦冬 5g	生地 12g	熟地 12g	柏子仁 10g
酸枣仁 10g	远志 5g	当归 3g	茯苓 10g
浮小麦 10g	白芍 10g	延胡索 6g	龙骨 15g
牡蛎 15g	五味子 5g	桔梗 5g	龟甲（先煎）30g

杜仲 15g

水煎服,每日1剂。

二诊:1个月后诸症大见好转,效不更法,仍嘱服前方,合服六味地黄丸。连服3个月后顽疾霍然痊愈,精神焕发,判若两人。

（马超英.中医妇儿科医案.上海中医药大学）

【诠解】患者为围绝经期综合征,表现为月经周期紊乱,断续无定期,形体消瘦,五心烦热。纵观全方,配伍恰当。凡妇女围绝经期的情志抑郁,心烦不安而不能自我控制,心悸不眠,低热少津,多疑善虑,甚至骨节烦酸,时似感冒头晕、头痛等症,本方有良好的效果。

胥受天医案

（绝经抑郁心怔忡,滋阴降火通心肾）

刘某,女,51岁。2007年8月5日初诊。

主诉:绝经伴情绪低落1年。

现病史:患者绝经1年,近1年情绪低落,焦虑多疑,虚烦失眠,心悸怔忡,健忘多梦,潮热汗出,每于凌晨3时左右发作,且咽干,腰膝酸软,小便短赤,舌红、少苔,脉细弱。

西医诊断:围绝经期综合征。

中医诊断:绝经前后诸证（心肾不交）。

治则:滋阴降火,交通心肾。

处方:滋阴交泰汤。

白芍 12g	阿胶 15g	黄芩 6g	肉桂 3g
远志 10g	百合 20g	鸡子黄 2 枚	龟甲 10g
夜交藤 20g	酸枣仁 10g	麦冬 10g	

10剂,水煎服。

二诊:服药后,失眠多梦、心悸怔忡、情绪低落等症状改善,仍有潮热汗出。

处方:原方加牡蛎 20g、五味子 6g 滋肾敛汗。

7剂，水煎服。

药后精神情绪均趋稳定，潮热汗出减少，诸症得以改善，依上法巩固治疗效果。

（胥京生.胥受天女科临证录要.人民卫生出版社）

【诠解】本病的病因病机主要责之于肾，肾虚为致病之本。又与心密切相关，心主血脉，主神明，肾水上济于心，心火下交于肾，水火既济则阴阳平衡。本例患者肾水不足，水不制火，虚火上炎，故虚烦失眠、多梦健忘、潮热汗出，故小便短赤；肾虚精血不足，不能上荣心神，心神失养，心神不宁，故情绪低落、心悸怔忡；肝体阴而用阳，肝血亏虚，且失疏泄，故情绪失畅表现为情绪低落、焦虑多疑。心肾不交，心火不足以温煦肾阳，故表现腰膝酸软。方选滋阴交泰汤，方中用阿胶滋养肾水而益精润燥，白芍、鸡子黄养血益阴安神，百合、远志滋阴宁心益智安神，肉桂引肾中元阳之火归水之源，黄连清心降火而除烦安神，黄芩清心降火以助黄连清热除烦。诸药合用，既益肾水又清心火，心肾相交，水火共济，则心神不安诸症可除。

张磊医案
（心肾不济脏躁证，当归地黄桂牡蛎）

杨某，女，51岁。2006年2月6日初诊。

主诉：身烘热汗出3月余。

初诊：3个月前无明显诱因出现身烘热汗出，多于紧张、着急、夜晚醒时出现，每天能出现10余次，汗出后身冷，眼痒，视物模糊，双手关节疼痛，与天气变化无关，口苦，耳鸣，二便调，纳眠可，舌质红、苔黄略厚，脉细。2004年8月因"子宫肌瘤"行子宫切除术。

诊断：脏躁。

治则：养阴固表清热。

处方：

熟地黄10g	生地黄10g	当归10g	黄芩10g
黄连6g	黄柏10g	生黄芪30g	浮小麦30g

煅牡蛎（先煎）30g　　桑叶 20g

6 剂，水煎服，日 1 剂。

二诊：2006 年 2 月 13 日。服药后出汗量少，次数仍 10 余次，仍于紧张、夜晚醒后出汗，汗出身冷，耳鸣，双手关节疼痛减轻，纳眠可，二便调。舌质红、苔薄，脉细。表里未解，营卫失调，郁热不净。

治则：调和营卫，清热止汗。

处方：桂枝加龙骨牡蛎汤加减。

桂枝 10g	生白芍 10g	生龙牡（先煎）各 30g
黄芩 10g	桑叶 10g	竹叶 10g　　麦冬 15g
炙甘草 6g	浮小麦 30g	

6 剂，水煎服，日 1 剂。病安。

（贺兴东. 当代名老中医典型医案集·妇科分册. 人民卫生出版社）

【诠解】患者属于肾阴虚型围绝经期诸证，其在临床上常表现为心火亢盛或肝火偏旺。肾水不足，不能上济于心，则心火独亢于上，心肾失交，临床可表现为失眠多梦、五心烦热、汗出、口苦、耳鸣等症状；肝肾同源，肾阴不足，精不化血，致肝阴不足；阴不制阳，则肝阳上亢，临床可表现为眼痒、视力模糊等症状，故方选当归六黄汤加味治之。方中当归、生地黄、熟地黄滋阴养血；并以"三黄"泻心火除烦；汗出则气泄，表气不固，以黄芪、浮小麦、煅牡蛎益气固表止汗。阴虚渐复，里热渐消，汗出亦少。尚有汗出身冷，精神紧张，口苦心烦，乃营卫不和、郁热不净之象，以桂枝加龙骨牡蛎汤加减调补阴阳、收敛浮越而收功。

田淑霄医案

（烘热汗出神失养，天王补心宁心神）

张某，女，49 岁，已婚。

初诊：2003 年 9 月 20 日。绝经 1 年余，七七之年，肾气已衰。症见：烘热汗出，手足心热，眼睛干涩疼痛，情绪不稳，精神紧张，疑心重，总觉有人背地整她，说她的坏话，常无原因地发脾气，彻夜不眠，夜间能听到血液跳动声，白天则头到全身跳动，屡治无效。舌红、苔薄白，脉细数。

辨证：阴虚，心肾不交。

治则：滋阴降火，养心宁神。

处方：天王补心丹加减。

太子参 15g	丹参 15g	玄参 10g	茯神 20g
五味子 10g	远志 10g	当归身 15g	天冬 12g
麦冬 12g	柏子仁 19g	炒枣仁 30g	生地 10g
黄连 10g	竹叶 4g	合欢皮 30g	百合 30g

连服 2 个月余病愈。

（田淑霄．田淑霄中医妇科五十六年求索录．中国中医药出版社）

【诠解】围绝经期综合征的临床证候比较复杂，但以阴虚阳亢者居多。本例阴虚阳亢比较明显，烦躁、汗出甚著。治用天王补心丹加减，补阴清心降火、养心宁神而愈。

毛德西医案

（心肾不交躁不安，知柏地黄二至丸）

于某，女，50 岁。2007 年 11 月初诊。

患者近 3 个月来月经逐渐减少，且出现烦躁、失眠、好发脾气等症状，曾用镇静剂、维生素、针灸等综合治疗，但症状未见好转。近周又出现吃饭或说话时头汗如注，叙述病情时，汗出不断，时时揩之。舌苔薄白而干，脉象浮滑而数。血压 135/80mmHg，心率 88 次 / 分。

诊断：围绝经期综合征。

辨证：心肾阴虚，肝气偏旺。

治则：滋阴补肾，平肝泻火。

处方：知柏地黄汤合二至丸加减。

知母 10g	黄柏 10g	干生地 10g	怀山药 10g
女贞子 15g	旱莲草 15g	山萸肉 15g	牡丹皮 15g
炒枣仁 30g	浮小麦 30g	生龙骨 15g	生牡蛎 15g

生甘草 10g

10 剂，水煎服，每日 1 剂，分 2 次服。

二诊：失眠、汗出有所好转，但仍烦躁不安。

处方：上方加入生栀子 6g、淡豆豉 10g、莲子心 6g。

10 剂，服法同前。

三诊：烦躁减轻，脾气尚可控制。

处方：效不更方。

15 剂，服法同前。

四诊：症状消失，血压 125/75mmHg，心率 75 次 / 分。

处方：嘱服知柏地黄丸合天王补心丹以巩固之。

（毛德西，禄保平．中国现代百名中医临床家丛书·毛德西．中国中医药出版社）

【诠解】患者心阴虚，心火独旺，不能下交于肾；肾阴虚，不能上济于心，而成心肾不交、水火不能相济，症见诸多精神症状。故在知柏地黄丸合二至丸的基础上加入生龙骨、生牡蛎、浮小麦、莲子心及栀子豉汤。只是凡苦寒药用量要小，以免苦寒化燥伤阴。

郑慧芳医案

（烘热汗出针刺感，甘麦大枣诸症消）

王某，女，41 岁。2011 年 3 月 26 日初诊。

主诉：烘热汗出 3 个月，右侧肢体针刺感 1 个月。

现病史：患者诉近 3 个月着急后汗出明显，烘热汗出，近 1 个月感右侧肢体背部针刺感，发凉，受凉劳累后加重。Lmp：2011 年 2 月 27 日（MC 28 天）。经量多色红，10 日净，现月经周期第 28 天。月经 13 岁初潮，7/30 天，量色可，经行腰痛，小腹隐痛。G5P1L1A5（人工流产 1 次，停经 6 个月流产 1 次，自然流产 3 次）。纳可，眠差，夜眠 2 ～ 3 个小时，二便调。

诊断：自汗失眠。

辨证：心肾偏虚。

治则：固表止汗，养心安神。

处方：甘麦大枣汤加减合收敛固涩安神之品。

桑叶 9g	浮小麦 30g	炙甘草 10g	地骨皮 12g
茯神 12g	白芍 10g	生龙骨 30g	牡蛎 20g

8 剂，水煎服，日 1 剂。

二诊：2011 年 4 月 20 日。服药平妥，Lmp：2011 年 3 月 28 日（MC 32 天）。经量色同前，8 日净，现月经周期第 23 天，仍有肢体针刺感，受凉起风后加重，心烦心慌，烘热汗出症状减轻，纳可，睡眠情况好转，夜眠 5 ～ 6 个小时，二便调，脉沉细缓，舌红润无苔，睡眠情况虽有好转，但仍不足。

处方：故同上方加炒枣仁 30g、夜交藤 15g、童参 12g；肢体刺感为血虚失养也，故加当归 9g、川芎 6g 补血行血。

8 剂，水煎服，日 1 剂。

（叶青．郑慧芳妇科临证经验集．人民卫生出版社）

【**诠解**】本例患者屡孕屡堕，伤及肾气，冲任气血失调，肾气衰退，肾阴亏虚乃发病之本，肾水不济心火，心火亢盛乃发病之标，故患者表现汗出明显、烘热汗出、失眠等症。治则应滋补心肾阴液、宁心安神，方选用甘麦大枣汤治疗。甘麦大枣汤为仲景《金匮要略》之经典名方，其中浮小麦宁心安神、固表止汗，白芍养血敛阴，地骨皮泻火坚阴，生龙骨、牡蛎收敛固涩安神，茯神健脾养心安神，并配伍炙甘草补中缓急，用于治疗绝经前后之自汗失眠正为合适。复诊加当归、川芎补血行血，炒枣仁、夜交藤养血安神等补血养血安神之品调理善后。

马大正医案

（水火失济神郁结，滋阴开郁安神志）

吴某，42 岁。

初诊：2006 年 7 月 27 日。月经周期紊乱 1 年多，自 17 岁初潮起月经周期常延后，最长达 3 个月，需注射黄体酮等激素类药物催经，经期 5 ～ 6 天，上次月经 3 月 13 日来潮，末次月经 6 月 2 日来潮。近来面部潮热，带下无殊，纳可，寐安，二便调。5月26日性激素检测：促黄体生成素42.40mIU/ml（绝经期15.9～54.0mIU/ml），促卵泡生成素52.95 mIU/ml（绝经期23.0～116.3 mIU/ml），雌二醇110.00pmol/L（绝经期0～114.0pmol/L），黄体酮0.82nmol/L（绝经期0～2.32 nmol/L）。2005年8月8日B超示：子宫肌壁间肌瘤6mm×5mm。曾先后服用镇肝熄风汤（《医学衷中参西录》）加减共21剂，潮热出汗减轻。今仍见心烦，寐难易醒。生育史：2-0-2-2。舌淡红、苔薄白、脉细。妇科检查：外阴无殊，阴道畅通，宫颈轻度炎症，宫体后位，质地中等，活动，无压痛，两侧附件压痛。

西医诊断：①围绝经期综合征；②子宫肌瘤；③子宫颈炎；④两侧附件炎。

治则：滋阴安神，开郁养心。

处方：百合知母汤合百合鸡子黄汤、栀子豉汤加味。

百合 30g	知母 10g	鸡子黄（冲）1个	炒栀子 10g
淡豆豉 9g	龟甲胶（烊）10g	旱莲草 20g	白薇 10g
苦参 12g	酸枣仁 20g	龙骨 20g	牡蛎 20g

7剂。

二诊：2006年8月7日。心烦、寐难易醒均愈，潮热出汗消失。

（马大正．马大正中医妇科医论医案集．中医古籍出版社）

【诠解】围绝经期综合征，中医认为这是由于妇女在绝经前后，肾气渐衰、天癸已竭、冲任失调所致。根据辨证的不同在治疗上概括为"养心、益阴、安神、镇潜"八字，可谓得其要领矣。经服用镇肝熄风汤加减之后，潮热出汗虽减，但心烦寐难易醒不去，证属心阴不足、肝气郁结、虚火上炎。故以百合知母汤合百合鸡子黄汤加酸枣仁、龙骨、牡蛎滋养心阴、重镇安神，加栀子豉汤清宣郁热，佐以龟甲胶、旱莲草、白薇滋阴益肾以退虚热。方中苦参味苦、性寒，《神农本草经》称其"安五脏，定志益精"。

脾肾两虚证

李继昌医案

（脾肾阳虚湿不化，温运脾肾祛寒湿）

刘某，女。年已五旬，血未归经，月经紊乱年余，每于经至状似感冒，恶冷鼻阻，关节酸疼，身困体沉，面目及肢体轻度浮肿，握拳时手指木胀，难以紧握，小便次数正常，惟尿量略少，在某门诊部曾先后做过尿常规及尿培养、基础代谢等检查，均未发现异常，诊断为"血管神经性水肿"。诊脉沉弱、两尺独涩，舌苔薄白微腻。此脾肾两虚、寒湿凝滞之证。因肾精亏损，肾气不足则冲任空虚，经血失其所主，更不能蒸化水液而为患；脾虚不运则寒湿不化，血失统摄，且营卫气血生化来源不足，故现以上诸症。

治则：温运脾肾，祛寒化湿。

处方：肾着汤加味。

茯苓 15g	白术 12g	干姜 9g
甘草 6g	上桂心（研末调服）3g	杜仲（炒）15g
怀牛膝 12g	薏苡仁 30g	独活 12g
生姜皮 6g		

上方连服 5 剂，各症均有好转，又守原方加五加皮 15g、续断 15g，续服 10剂后，月经已绝，各症悉平。

（整理小组整理．李继昌医案．云南人民出版社）

【诠解】本病的形成，主要由于肾气衰退、冲任亏虚、天癸欲竭所致。肾为先天，是生长衰老的根源。肾的盛衰盈亏，都直接或间接影响到各个脏腑。其中，对脾脏的影响也是很常见的，往往可合并脾肾两虚，因肾精亏损，肾气不足则冲任空虚，经血失其所主，更不能蒸化水液而为患；脾虚不运则寒湿不化，血失统摄，且营卫气血生化来源不足，故现以上诸症。治宜温运脾肾、祛寒化湿，往往可见奇效。

刘奉五医案
（脾肾不足湿阻证，补气养血温肾妙）

祝某，女，46 岁。

初诊日期：1974 年 3 月 13 日。

主诉：全身肿痛 1 年。

现病史：1 年来，月经前后全身浮肿，乏力，身痛。月经先期，量多、色淡，失眠多梦，胸闷，气短，心慌心跳，纳食不香，大便干。舌质淡，苔白腻。脉滑略数，沉取无力。

诊断：脾肾不足，血虚湿阻。

治则：补气养血，健脾除湿。

处方：

黄芪 15g	当归 9g	白术 12g	茯苓 12g
桂圆肉 15g	远志 9g	羌活 4.5g	防风 4.5g
炒枣仁 9g			

7 剂，水煎服。后病愈。

（北京中医医院. 刘奉五妇科经验. 人民卫生出版社）

【诠解】就围绝经期综合征而言，阴虚或偏阴虚占有主导地位，因此以热为主者极为常见，但对于寒热参半、阴阳紊乱的患者，在治疗上一般要同时兼顾，但在具体选方用药上要尽可能避免相互间的冲突性，即矛盾性，而且要注意到寒热间的脏腑归经问题，使滋阴清热不影响到祛寒、祛寒温阳不影响到清热的一面，才能获得较好的效果。

王云铭医案

医案 1（脾肾两虚血热证，补脾益肾清血热）

鲍某，女，50 岁，干部，张店区人。1975 年 3 月 26 日初诊。

1975年2月19日月经来潮，至今已近40天未断，量时多时少，若断若续，经色始红，以后渐成紫黑色，有时夹有血块，腰痛，头晕心慌，倦怠乏力，食纳可，口干，五心烦热。婚后孕3，足月顺产2，人工流产1。月经初潮18岁。

检查：面色浮黄，舌体胖嫩、尖边有齿印、少苔，脉象细数。

辨证：脾肾两虚，血虚血热。

治则：补脾益肾，清热摄血。

处方：

炒当归6g	黄芪30g	地榆炭30g
丹皮9g	黄芩9g	生地黄30g
血余炭9g	阿胶（烊化，分2次入）15g	太子参30g
棕榈炭15g	三七粉（分2次冲服）6g	

3剂，水煎服。

二诊：1975年3月30日。服药3剂，血已止。腰痛，头晕心慌，体倦乏力。查见：脉象细数，舌体胖嫩、少苔、舌尖边有齿印。

处方：守原法，继服3月26日方减三七粉。

3剂。

三诊：1975年4月15日。末次月经时间：4月13日。今天是行经期第3天。这次月经15天来潮，经量多，经色浅淡，体倦乏力。查见：舌淡少苔，脉象沉细。治宜补脾益肾，清热摄血。

处方：

炒当归6g	黄芪30g	地榆炭30g
丹皮9g	黄芩9g	生地黄30g
血余炭9g	阿胶（烊化，分2次入）15g	太子参30g
棕榈炭15g	三七粉（分2次冲服）6g	

3剂，水煎服。

四诊：1975年4月18日。药后血止。这次月经15天来潮，持续5天，昨天血止。现感腰痛，体倦乏力。查见：脉象细数，舌淡少苔。据上法续理。

处方：

①汤剂。

炒当归 6g	黄芪 30g	地榆炭 30g
丹皮 9g	黄芩 9g	生地黄 20g
血余炭 9g	阿胶（烊化，分 2 次入）15g	太子参 30g
棕榈炭 15g		

3 剂，水煎服。

②人参归脾丸 9g×20 丸，三七粉 3g×20 袋，六味地黄丸 9g×10 丸。

服法：先服方①之汤药 3 剂，每日 1 剂，水煎，早晚各服 1 次；服完 3 剂汤药后，服人参归脾丸 20 丸，每日早晚各服 1 丸，每次配服三七粉 3g，中午服六味地黄丸 1 丸。

五诊：1975 年 5 月 28 日。末次月经时间：5 月 25 日。这次月经 15 天来潮。今天是行经期第 4 天，经量中等，腰痛，面目及下肢轻度浮肿，头晕，倦怠乏力。查见：脉象细数，舌淡少苔。为肾脾两虚、血虚血热之证。治宜补益脾肾，清热摄血。

处方：

红参（另煎）15g	黄芪 30g	阿胶（烊化，分 2 次入）15g
白术 9g	炒当归 6g	远志 9g
炒枣仁 15g	棕榈炭 15g	地榆炭 30g
陈皮 9g	甘草 9g	丹皮 9g
黄柏 9g		

3 剂，水煎服。

六诊：1975 年 6 月 3 日。药后下血量减少，腰痛，体倦乏力，浮肿，纳呆。查见：面色萎黄，脉象细数，舌淡少苔。

处方：守原法，继服 5 月 28 日方加三七粉（分 2 次冲服）9g。

5 剂，水煎服。

七诊：1975 年 6 月 11 日。服完 3 剂后血止，余症亦减。查见：脉象细数，舌淡少苔。

处方：守原法，依 6 月 3 日方续服 3 剂。之后，以益气摄血法及温补肾阳止血法交替应用，调理月余而愈。

1976 年 4 月 1 日患者因它病前来就诊，据称：月经自 1975 年 6 月 6 日后，未再潮动，绝经已 2 年多。

（李贞莹，王海华．王云铭．2 版．中国中医药出版社）

【诠解】患者年逾七七，肾气不足，火不生土，脾阳虚衰，冲任失调，血失统摄，以致经血崩漏而下。血虚导致阴虚，阴虚内热，进而化火，则又迫血妄行，诱发出血。本例系脾肾两虚、血虚血热之证，根据"虚者补之"的原则，以补脾益肾、清热摄血为法，前后调理 3 个多月而诸症悉退，经绝痊愈。

医案 2（腰痛肢肿大便溏，温肾健脾浮肿消）

宋某，女，49 岁，社员，博山区池上镇人。1975 年 12 月 6 日初诊。

病史：绝经 1 年多，婚后孕 5，足月顺产 4，人工流产 1（1964 年）。近 1 个月来，头晕，腰背胀痛，面目及下肢浮肿，形寒怕冷，动则喘乏，脘闷纳呆，大便溏泄，小便短少。

检查：面色萎黄，下肢肿，精神不振，舌体胖、有齿印、舌淡、苔薄白，脉沉细弦。血压：180/100mmHg。

辨证：脾肾两虚，肝阳上亢。

治则：温肾健脾利湿，平肝潜阳。

处方：

熟地黄 30g	干山药 15g	山茱萸 15g
牡丹皮 9g	茯苓 15g	泽泻 15g
车前子（纱布包煎）12g	钩藤 30g	菊花 9g
赤小豆 30g	生龙骨（先煎）20g	生牡蛎（先煎）20g

5 剂，水煎服。

二诊：1975 年 12 月 13 日。药后，浮肿大减，眩晕亦瘥。查见：舌体胖、有齿印、苔薄白，脉沉细弦。血压：170/95mmHg。守原法续理。

处方：

①汤剂。

熟地黄 30g	干山药 15g	山茱萸 15g
牡丹皮 9g	茯苓 15g	泽泻 15g
车前子（纱布包煎）12g	赤小豆 30g	生龙骨（先煎）20g

生牡蛎（先煎）20g

3剂，水煎服。

②杞菊地黄丸9g×20丸，龙胆泻肝丸60g×1瓶，牛黄降压丸6g×20丸。

服法：先服方①之汤药3剂，每日1剂，水煎，早晚各服1次；服完3剂汤药后，服杞菊地黄丸20丸，每日早晚各服1丸，每丸配服牛黄降压丸1丸，中午服龙胆泻肝丸6g。

三诊：1975年12月28日。药后浮肿消，头晕减轻，精神较前佳。查见：舌质淡、苔薄白，脉象细弦。血压：150/90mmHg。治以育阴潜阳。

处方：杞菊地黄丸9g×20丸，龙胆泻肝丸60g×1瓶，牛黄降压丸6g×20丸。

服法：杞菊地黄丸20丸，每日早晚各服1丸，每丸配服牛黄降压丸1丸，中午服龙胆泻肝丸6g。

追访：已愈。

（李贞莹，王海华. 王云铭. 2版. 中国中医药出版社）

【诠解】患者七七之年，脏腑功能日渐衰退，故而出现上述一系列症状，舌体胖、有齿痕、苔薄白，脉沉细弦均为脾肾两虚、肝阳上亢之证。三诊中，皆以健脾祛湿、疏肝平肝为主。二诊中配合枸杞地黄丸滋阴养肾、龙胆泻肝丸疏肝平肝；三诊调整至杞菊地黄丸配牛黄降压丸重以育阴潜阳，丸剂调和善后，使诸症消失。

胥受天医案

（腰背冷痛背不温，壮阳温肾扶脾汤）

宋某，女，53岁。2007年4月26日初诊。

主诉：绝经半年，腰背冷痛3个月。

现病史：患者绝经半年，近3个月腰背冷痛，肢软无力，四肢不温，神疲乏力，纳少便溏，带下色白清稀量多，面色㿠白，舌淡嫩，脉细无力。

中医诊断：绝经前后诸证（脾肾阳虚型）。

治则：温肾健脾，强筋壮骨。

处方：温肾扶脾汤。

熟地黄 15g	鹿角胶 10g	菟丝子 20g	杜仲 12g
党参 15g	青陈皮各 10g	茯苓 10g	白术 10g
肉桂 1g	制附子 5g。		

7 剂，水煎服。

二诊：服药后，上方服 5 剂后，神疲乏力、便溏好转，食欲增加。

处方：原方继服 5 剂。

三诊：服药后，带下减少，仍感四肢不温，面浮肢肿。

处方：上方加巴戟天 10g、补骨脂 10g 以增温肾之效。

四诊：服上方 7 剂后，畏寒肢冷已除，食味已馨。

处方：原方再进 5 剂。

依上法调理 3 个月，并注意寒暖，尽量避免情志刺激且加强营养，一般症状基本消失。

（胥京生．胥受天女科临证录要．人民卫生出版社）

【诠解】绝经之年，肾气渐衰。命门火衰，肾主骨生髓，腰为肾之府，故腰背冷痛；肾阳不能温煦脾阳，致使脾肾阳虚，气化失常，不能蒸腾水湿，水湿内停，下注冲任，损伤带脉，约固无力，故带下量多；肾阳虚，命门火衰，中阳不振，故四肢不温；肾阳虚不能温运脾土，致脾肾阳虚，故可见纳少便溏。围绝经期脾肾阳虚是发生本病之关键，故治疗以健脾温肾、强筋壮骨为法。方选温肾扶脾汤加减。方中熟地、山茱萸滋养肾精，填精生髓，滋阴养骨；党参、白术、茯苓补脾益气，生化精髓；菟丝子、杜仲温肾强腰壮骨；鹿角胶为血肉有情之品，既可温补肾阳，又可填精补血；附子、肉桂温补肾阳，强筋健骨；青皮、陈皮和中疏肝理气。诸药配伍使用，效果甚佳。

郑慧芳医案

（脾肾不足经期长，滋肾补脾固涩治）

苏某，女，46 岁。2009 年 6 月 27 日初诊。

月经量少，时间延后伴经行时间延长 6 个月。既往月经（6～7）/（23～

25）天，量中，色可，经行腹痛。2008 年 12 月曾因月经停闭 2 个月，于我院服中药调理，效可。2009 年起月经 7/（33 ~ 37）天，前 2 ~ 3 天色红，量较前减少，后为咖啡色分泌物，共 7 天净，Lmp：6 月 15 日（MC35 天），前 3 天较既往经量减少，后转为咖啡色分泌物，11 天净。G1P1L1。近 2 年手足心热明显，脱发明显，有少量白发。现头晕、心烦、心慌、纳差，食欲不振，大便时溏，眠差不易入睡。过敏性结肠炎史。舌暗红、苔薄白，脉右细、左滑缓。患者肾阴不足，无以营养诸脏，心肝肾脾均无以滋养，脾虚不运，致使大便时溏，心神失养，故而出现头晕、心烦、心慌、纳差等症。

诊断：绝经前后诸证。

辨证：脾肾亏虚、心神失养证。

治则：补肾养阴，健脾固涩。

处方：

太子参 15g	白术 15g	芡实 40g	阿胶珠 12g
炒川断 20g	熟地 12g	生龙牡各 20g	炒白芍 15g
旱莲草 18g	赤石脂 10g	炒山药 30g	甘草 6g

6 剂，水煎服，日 1 剂。

二诊：2009 年 7 月 25 日。服药平妥。Lmp：7 月 20 日（MC35 天），5 天净。现月经干净第 1 天，晨起双手发胀，纳眠可，二便调。舌红苔薄白，脉左沉右稍细。患者现月经干净第 1 天，晨起双手发胀，仍有气虚之象。

处方：上方入黄芪 15g 以加大补气力度，加入生地炭 15g 以凉血止血。

8 剂，水煎服，日 1 剂。

三诊：2009 年 8 月 19 日。服药平妥。Lmp：8 月 13 日（MC23 天），量色正常，5 天净，脱发较前好转。纳眠可，二便调。舌暗红少苔，脉略数。Lmp：8 月 13 日（MC23 天），量色正常，5 天净，脱发较前好转。

处方：上方去赤石脂，加大生龙牡各 30g 以增强收敛固涩之力。

6 剂，水煎服，日 1 剂。

四诊：2009 年 9 月 2 日。服药平妥。Lmp：8 月 13 日（MC23 天），量色正常，5 天净。现月经周期第 20 天，脱发现象明显减轻，偶有手足心汗出。纳眠可，二便调。舌暗红少苔，脉略数。诸症均已好转，观察下次月经来潮情况，月经正常即可停药。现月经周期20天，经前期不宜过用收敛固涩，以免瘀血留滞，血不归经，不能按时而下。

处方：上方减芡实为20g。

8剂，水煎服，日1剂。

五诊：2009年9月16日。服药平妥。Lmp：9月10日（MC28天），量色正常，5天净。现月经干净第1天，无明显不适。纳眠可，二便调。舌暗红少苔，脉象细。现患者已无明显不适，说明疾病已痊愈。

处方：继服7月25日方6剂，以巩固疗效。

（叶青．郑慧芳妇科临证经验集．人民卫生出版社）

【诠解】妇女进入绝经前后时期，正是中年向老年过渡的时期，亦即是"肾气－天癸－冲任－子宫"生殖轴功能减退的过程，此时肾气渐衰，天癸渐竭，冲任二脉虚衰，致月经渐少至绝经，生殖能力减退至消失。本案为绝经期月经失调，肾气虚衰为主要病理，心肝肾脾失调是其基本病理变化，心肝肾脾均无以滋养，脾虚不运，致使大便时溏、心神失养，故而出现头晕、心烦、心慌、纳差等症。治宜补肾养血、健脾固涩为主。方中炒山药、炒川断、熟地温补脾肾，太子参、白术益气健脾，生龙牡、芡实、赤石脂增强收涩之功，炒白芍养阴柔肝，旱莲草清热凉血，阿胶珠补血养血。全方共奏补肾养阴固涩之功使诸症得愈。

夏桂成医案

医案1（头晕浮肿便时溏，双补去肉显奇功）

吴某，女，49岁，教师，已婚。1988年5月11日。

近年来月经后推，3～6个月一潮。现经行3天，少腹胀坠，量色无殊，头晕浮肿，脘闷纳少，精神不振，腰腿酸软，大便时溏。白带量少质稀，微呈腥味。脉沉缓，舌质淡、苔薄微腻。

辨证：脾肾阳虚，冲任失于温煦。

治则：温补先后二天。

处方：双补汤方去肉苁蓉，加椿根皮、泽泻。

党参10g	山药10g	茯苓10g	莲子肉10g

芡实 10g	补骨脂 5g	山萸肉 10g	五味子 5g
菟丝子 10g	覆盆子 10g	巴戟天 10g	椿根皮 10g
泽泻 10g			

5 剂，每日 1 剂。经治 2 月余，共服药 25 剂，情畅神怡，诸症基本消失。停药观察 1 年至绝经，未见复发。

（江苏省中医院、南京中医学院附院院庆特刊 1954 ～ 1994 临床资料汇编.徐景藩、夏桂成等名老中医的经验与医案）

【诠解】脾为中州之土，人身后天之本。身为水火之脏、人身先天之本，若肾阳不足，命门火衰，不能上温脾土，脾失健运，或脾阳火失，不能运化水谷精气以资肾，肾阳亦虚，则出现脾肾阳虚诸症。辨证得当，即可投药，方用双补汤方去肉苁蓉，加椿根皮、泽泻，效果良好。

医案 2（脾肾失温脘腹胀，双补汤药效果佳）

武某，女，47 岁，农民，已婚。1989 年 4 月 10 日初诊。

患者半年来月经周期紊乱，量时少时多，伴头晕眠少，记忆力减退，纳少运迟，腰酸肢倦，大便不实，脘腹胀满。舌胖嫩，脉细。

辨证：脾肾阳虚。

处方：双补汤。

党参 10g	山药 10g	茯苓 10g	莲子肉 10g
芡实 10g	补骨脂 5g	山萸肉 10g	五味子 5g
菟丝子 10g	肉苁蓉 10g	覆盆子 10g	巴戟天 10g

每日 1 剂，服 6 剂。

二诊：1989 年 4 月 16 日。诸症减，纳增，继服原方 10 剂而愈。

（江苏省中医院、南京中医学院附院院庆特刊 1954 ～ 1994 临床资料汇编.徐景藩、夏桂成等名老中医的经验与医案）

【诠解】妇女 49 岁左右，即绝经前后，肾气渐衰，肾精不足，冲任脉虚，天癸将竭。此时由于某种因素的影响，肾之阴阳平衡失调，脏腑功能紊乱，产生一系列的症状和体征。本例患者辨证为脾肾阳虚，冲任失于温煦。治以温补先后二天，方用双补汤，诸症减，效果佳。

阴虚火旺证

夏仲方医案

（阴虚火旺浮阳越，阴阳双补肾气丸）

患者，女。

初诊：1961 年 6 月 21 日。患者于 1952 年发现高血压，血压最高到 200/100mmHg，血压波动与紧张有关。目前血压在 150/90 mmHg 左右。服西药降压灵 4mg，3 次 / 日；地巴唑 30mg，3 次 / 日。2 个月前因血压较高而休息至今，仍有头昏、头痛、心悸、失眠、精神不宁、口干引饮、五心烦热，心口烧灼感夜半为甚。小便频繁，易汗出，出汗多在头面及上半身。全身疲乏，行走几步也感疲乏，体重减轻。近 2 个月来，月经不规则，有 2 个月一行，今年隔 4 个月才来 1 次，月经量多，每次历时 1 周，临经腰痛、头胀、脸面微浮，眼圈略晦，脉弦强，舌正常，扪腹无振水声，亦无腹动悸。血压 160/90mmHg。将临更年期。

辨证：女子七七肾气衰，证属肾虚肝旺、阴虚内热。

治则：肾之阴阳双补。

处方：肾气丸。

熟地 15g	山药 12g	山萸肉 4.5g	丹皮 4.5g
茯苓 12g	泽泻 9g	桂枝 4.5g	熟附片（先煎）4.5g

5 剂。

二诊：1961 年 6 月 28 日。服前方后头昏、头晕减轻，小便次数减少，精神较前安静，但五心烦热还有，头脑跳痛时或有之，耳鸣，口干，舌麻，手指亦发麻。脉弦，舌苔薄白。此肝旺肾虚，阴损及阳，仍用肾气丸作汤剂治之。

处方：

生地 9g	熟地 9g	山药 12g	丹皮 4.5g
茯苓 9g	泽泻 9g	桂枝 4.5g	熟附片（先煎）4.5g
山萸肉 4.5g			

5 剂。

三诊：1961 年 8 月 9 日。自服肾气丸作汤剂以来，精神转佳，汗出、浮肿、尿频等均有减轻。头痛而晕，口渴喜饮与手足心发烧等症状依然未除，大便干结。血压稳定在 130/86mmHg，脉弦强较柔，舌苔薄腻。仍守原法。

处方：

生地 9g	熟地 9g	山药 12g	丹皮 4.5g
茯苓 9g	泽泻 9g	桂枝 4.5g	熟附片（先煎）4.5g
山萸肉 6g	磁石 30g		

5 剂。

四诊：1961 年 9 月 6 日。近来夜寐较安，白天有力气活动，前额还有些微痛，心神安宁，小便微黄，肌肤还有些浮肿。脉弦，舌象无特殊。血压 130/86mmHg。服药以来，症状日以减轻，体力逐渐增加，药证合宜，前法再用。

处方：

生地 15g	山药 12g	山萸肉 6g	泽泻 6g
丹皮 4.5g	桂枝 3g	熟附片（先煎）4.5g	

10 剂。

五诊：1961 年 9 月 20 日。精神好，偶有失眠，头晕减轻。但还有些心悸，肌肤浮肿消除。脉弦，舌苔薄白。血压 126/80mmHg，继续前法为宜。

处方：

生地 9g	熟地 9g	山药 9g	丹皮 4.5g
茯苓 9g	泽泻 6g	桂枝 3g	熟附片（先煎）3g
山萸肉 4.5g	黄连 1.5g		

10 剂。

六诊：1961 年 10 月 4 日。近来腰部疼痛明显，而头晕、心悸、尿频、五心烦热诸症均很轻微，不再为病愁苦。脉弦软，舌苔薄腻、质不红，面孔微浮，两眼圈黑色已退。肾虚之征，还需补益。血压 126/86mmHg。

处方：

生地 9g	熟地 9g	山药 9g
丹皮 4.5g	茯苓 9g	泽泻 6g
桂枝 4.5g	熟附片（先煎）4.5g	山萸肉 4.5g
鹿角胶（另包、另溶、冲入）6g		仙灵脾 9g

10 剂。

七诊：1961 年 11 月 16 日。服 10 月 4 日方（有鹿角胶）后腰痛大减。最近浮肿又明显，尿频数，夜尿次数增多，大便偏干。脉弦软，舌少苔。此肾虚水滞。拟方益肾利水。

处方：

生地 15g	山药 12g	丹皮 4.5g	茯苓 12g
泽泻 6g	山萸肉 4.5g	桂枝 3g	熟附片（先煎）4.5g
黄芪 9g	白术 9g		

6 剂。

八诊：1961 年 11 月 22 日。浮肿减轻，头晕还有，口干引饮，大便干燥。夜间全身皮肤发热。脉弦软，舌苔薄白，血压 140/80mmHg。证情好转，拟方参前。

处方：

生地 18g	山药 12g	丹皮 4.5g	茯苓 9g
泽泻 4.5g	熟附片（先煎）4.5g	桂枝 3g	山萸肉 4.5g
黄芪 9g	枸杞子 12g	地骨皮 12g	

6 剂。

九诊：1961 年 12 月 1 日。夜间全身皮肤发热大见减轻，口干亦减轻，小便次数也减少。浮肿消除。脉弦软，舌苔薄润。血压 140/90mmHg。

处方：肾气丸加味善后。

生地 18g	山药 12g	丹皮 4.5g	茯苓 9g
泽泻 4.5g	地骨皮 18g	熟附片（先煎）4.5g	桂枝 3g

山萸肉 5g   黄芪 9g

10 剂。

（黄瑛．妇科病证．上海科学技术出版社）

【诠解】围绝经期综合征以肾中阴阳偏虚为病因病机之根本，症状演变之总纲，虽常见多种复杂兼证，但分型论治时仍以阴阳虚证为主，结合寒热错杂的复杂证候而辨证本病。阴阳两虚为证型之基本，阴虚者实为偏阴虚证，常表现阴虚火旺为多见，有月经紊乱，经量或多或少，经色鲜红，烘热汗出，面部潮红，心烦易激动，精神忧郁，或亢奋，或头晕耳鸣，或心悸失眠，或皮肤瘙痒，口干便艰，舌质红或舌尖红，脉细数或弦数。本患者证属肾虚肝旺，阴虚内热。治宜肾之阴阳双补，拟肾气丸作汤剂。夏老根据症状不断调整用药，终见奇效。

刘云鹏医案
（阴虚火旺扰神明，知柏地黄加减调）

杨某，女，51 岁。

初诊：1992 年 5 月 12 日。月经量少，腰膝酸软，头昏头痛，时呃逆，面烘热，汗出，易激动，失眠，烦躁，五心烦热，眼涩干燥，舌暗红苔灰，脉细数。

诊断：围绝经期综合征。

辨证：阴虚火旺，火扰神明，胃失和降。

治则：滋阴降火，潜镇安神，佐以理气和胃。

处方：知柏地黄汤加味。

浮小麦 30g	知母 9g	黄柏 9g	熟地 15g
夜交藤 30g	泽泻 9g	山药 9g	枣皮 12g
五味子 9g	牛膝 15g	白薇 9g	天麻 15g
龙骨 30g	牡蛎 30g	丹皮 9g	川芎 9g
大枣 12g	茯苓 9g	丹参 15g	陈皮 9g

10 剂，浓煎服。

二诊：1992 年 5 月 28 日。眼干、口渴、五心烦热未止，余症均有所减轻。舌暗红、苔黄，脉细数（88 次/分）。

处方：守上方去陈皮、天麻，加麦冬 15g、龟甲 15g、枸杞 15g。

7 剂，浓煎服。

三诊：1992 年 6 月 8 日。服上方，诸症好转，舌红、苔薄黄，脉弦软（78 次 / 分）。

处方：守上方去知、柏。服 7 剂。

随访：半年后随访，有时觉眼睛干涩，嘱常服杞菊地黄丸等。

（刘云鹏．中国百年百名中医临床家丛书·刘云鹏．中国中医药出版社）

【诠解】水不涵木，肝阳上亢，故头昏、易激动、烦躁。目失濡润故干涩。肝火扰心故心神不宁。本方加龙牡敛汗，合天麻更能镇肝潜阳止头痛，加陈皮、川芎理气和胃而除呃逆。药后惟眼干、口渴、五心潮热未除，系阴虚未复。故去陈皮、天麻，加麦冬养阴、生津止渴，加龟甲、枸杞补肾填补真阴。三诊诸症除，虚火去，故去知、柏，继续补肾养阴、潜阳安神而安。

祝谌予医案

（阴虚血热颜面赤，芩连四物显神功）

患者，女。

症见烘热汗出，日数十次，面红潮热，头晕耳鸣，烦躁易怒，口干便结，失眠多梦，腰膝酸软，舌红暗、苔白，脉弦细数。

治则：养血清热，滋肾平肝。

处方：芩连四物汤加味。

黄芩 10g	黄连 10g	当归 10g	白芍 10g
川芎 10g	生地 10g	熟地 10g	桑叶 10g
菊花 10g	女贞子 10g	旱莲草 10g	

（董振华．祝谌予经验集．人民卫生出版社）

【诠解】患者素体阴虚，以致阴虚阳亢，故感头晕耳鸣，阴虚生内热，故见颜面潮热，烘热汗出，阴虚不能敛汗，阴虚津液不能上承则口干咽燥，易怒。故方选用芩连四物汤清热养血调经。其方配伍女贞子、旱莲草具有滋阴益肾、清热之功，生地黄养阴生津，黄芩、黄连清热泻火，菊花清头目、平肝阳；桑叶既可清肝热，又能止躁汗，组成治疗血虚肝热型围绝经期综合征之效方。

赵绍琴医案

（阴虚不足虚火亢，养阴清热相火降）

乔某，女，47岁。1986年6月10日初诊。

主诉：动即汗出，头汗为甚，头发尽湿，伴有心烦易怒口干，神疲乏力，夜寐纷纭，形肥面红，舌红苔干，脉象濡滑且数。肝经郁热，上迫为汗。

治则：清泄肝胆。

处方：

| 柴胡 6g | 黄芩 10g | 川楝子 10g | 蝉蜕 6g |
| 僵蚕 10g | 片姜黄 6g | 浮小麦 30g | 生牡蛎 30g |

7剂。

二诊：汗出渐减，心烦已止，夜寐亦安，舌红苔白，脉仍濡数。继用前法进退。

处方：

柴胡 6g	黄芩 10g	川楝子 10g	蝉蜕 6g
赤芍 10g	白芍 10g	麦冬 15g	五味子 6g
浮小麦 30g	生牡蛎 30g		

7剂。

三诊：头汗已止，食眠俱安，二便如常，惟感乏力，舌白苔润，脉象濡软。仍用前法加减。

处方：

黄芪 10g	麦冬 10g	五味子 6g	浮小麦 30g
生牡蛎 30g	柴胡 6g	黄芩 6g	川楝子 6g
茅根 10g	芦根 10g	蝉蜕 6g	

7剂。

药后诸症悉平。

（李刘坤.赵绍琴医案实录.人民军医出版社）

【诠解】该患者经历了妊娠生育及数十年的经血损耗，原本就阴血不足，加之肾气渐衰，天癸已绝，肾之阴液亏损而不能涵养肝木，使机体处于阴血不足而肝火偏旺、肝阳上亢的状态。汗出头部为甚，热盛居多。以火性炎上故也。阳明热，口渴喜饮；心火盛，舌红尖刺，心烦溲赤；肝郁热，急躁易怒，夜寐梦多。本例即属后者，故用清泄肝胆方法，用柴胡、黄芩、川楝子泄肝热，合升降散疏调肝郁，并用浮小麦、生牡蛎养而敛之，此二味为收汗之神剂，可加入对症方中治自汗、盗汗如神。若气分不足，重用黄芪益气固表；气阴两虚，可合用生脉饮（沙参、麦冬、五味子）；若汗出不止者用麻黄根；阳明蕴热，用白虎汤等。

李辅仁医案

（阴虚肝热头眩晕，滋肾清肝热证消）

赵某某，女，48 岁。1988 年 9 月 19 日初诊。

患者近 1 年来自感每遇经期则头痛眩晕，恶心，心烦易怒，潮热汗出，失眠，月经周期正常。脘闷纳少，大便干，小便黄，倦怠乏力，舌质暗红、苔薄白，脉弦细。

诊断：肝热阴虚证。

治则：养阴清热。

处方：

当归 15g	川芎 10g	生地黄 15g	白芍 15g
炒远志 10g	女贞子 15g	旱莲草 15g	石菖蒲 10g
香附 10g	珍珠母（先煎）30g	茯苓 20g	夜交藤 15g
浮小麦 30g	白蒺藜 15g	白薇 10g	

7 剂，水煎服，每日 1 剂。

（杨建宇，李剑颖，张凯，等．国医大师疗病丛书·国医大师治疗妇科病经典医案．中原农民出版社）

【诠解】《素问·宣明五气》有五邪所乱，"阴出之阳则怒"是其中之一乱，意为病邪由阴而出于阳则怒。而"滋肾平肝煎"是李教授治疗妇女围绝经期综合征的验方，屡治显效。本案中患者"心烦易怒，头痛眩晕"为主，故而滋肾平肝煎是临证施方的必选之方。其主要在于调理肝、肾二脏，乙癸同源，滋肾养肾、疏肝平肝，使肝肾精血调和，则脏腑气血和畅，洒陈六腑，灌溉一身，从而使机体维持正常的生理功能，诸症得以缓解。

朱南孙医案

（肝肾不济脾不运，滋肾养肝和脾胃）

李某某，45 岁，干部。

初诊：1997 年 4 月 23 日。4 月 4 日因两侧卵巢肿瘤及卵巢周围炎，在上海国际妇婴保健院行全子宫加两侧卵巢附件切除术，术后烘热明显，动辄汗出淋漓，烦躁易激动，大便干结，胃纳不馨，口干喜饮，周身乏力，舌苔腻、舌暗红，脉弦细数。

辨证：肝热独盛，阴血不足，肝肾不能相资，脾运不健。

治则：滋肾养肝，壮水制火，健脾和胃。

处方：

生地 15g	白芍 9g	知母 12g	生薏苡仁 15g
白术 9g	茯苓神各 12g	合欢皮 12g	蒌麻仁各 12g
柏子仁 12g	生甘草 6g	杏仁（打）6g	黑豆衣 12g

7 剂。

二诊：1997 年 4 月 30 日。药后大便已通，胃纳转振，神疲，夜寐不酣，余症如前述，脉细弦，舌红、苔腻少津。治宜健脾和胃，平肝清热。

处方：

生地 15g	丹沙参各 12g	薏苡仁 15g	白术 9g
川朴 6g	茯苓 12g	全瓜蒌 12g	火麻仁 12g
陈皮 6g	砂仁（后下）4.5g	麦芽 12g	

7 剂。

三诊：1997 年 5 月 7 日。诸症略减，治宗原意。

处方：原方加南北沙参各 6g。

四诊：1997 年 6 月 4 日。患者年轻时有哮喘性支气管炎史，半月前外感而致哮喘发作，经抗菌消炎治疗后喘平，仍有咳嗽，喉中有痰，刻下感腰酸膝软，胃脘泛酸，呕恶频频，仍有烘热汗出，口干喜饮，夜寐欠安，大便调畅，舌质红、苔腻少津，脉细，术后体虚，诸脏不健，阴虚内热。仍拟健脾和胃，清养肝肾。

处方：

生地 12g	薏苡仁 15g	白术 9g	黄芩 6g
蒌杏仁各 9g	川贝粉（吞）3g		

7 剂。

五诊：1997 年 6 月 11 日。药后精神好转，胃纳欠馨，大便欠实，日行 2 次，恶心肠鸣，肢体倦怠，舌质红、苔薄腻，脉细软，肝肾耗损，气阴二亏。治拟清热养阴，益气敛汗。

处方：

生地 12g	生黄芪 15g	防风己各 9g	白芍 9g
首乌藤 10g	钩藤（后下）15g	太子参 12g	黄芩 9g
茯苓神各 12g	黑豆衣 12g	浮小麦 30g	糯稻根 30g
白扁豆 12g	茯苓神各 9g		

12 剂。

又宗原方治疗三诊，患者烘热汗出症状明显减轻，夜寐渐安。

（朱南孙．中华名中医治病囊秘·朱南孙卷． 文汇出版社）

【诠解】本患者素为肝热之体，因卵巢肿瘤及附件炎症而切除全子宫及附件，术后更伤肾气。为术后围绝经期综合征，其病机为肾气亏乏，肝火亢盛，火旺水亏，肝肾不能相资。故以滋肾养肝、壮水制火为主要原则。方用女贞子、旱莲草补肾滋阴养肝，生地、白芍养阴清热，首乌藤、合欢皮益肾解郁安神。又因手术损伤，诸脏俱虚，脾虚失运，肺虚哮喘宿疾复发，更伤气阴，使自汗烘热复重，大便由干结转为不实，神疲纳呆，脘胀肠鸣，夜寐欠酣，诸症迭出。治以滋肾清肝、健脾和胃的四君子汤，益气敛汗的黄芪、防风、防己、浮小麦、糯稻根等，随症择用，使患者诸症得以安和。

夏桂成医案

（头晕目眩耳鸣聋，滋阴清热诸症缓）

朱某，女，48岁，干部，已婚。

初诊日期：1977年12月25日。

现病史：患者头晕目眩，耳鸣心悸，失眠健忘，面部烘热出汗已1年余。月经紊乱半年，曾服用谷维素、安定等药物效果不显著，舌质红、苔薄黄，脉弦细。

辨证：阴虚火旺证。

治则：滋阴清热，养心安神。

处方：百合甘麦大枣汤。

百合10g	炙甘草8g	麦冬10g	知母10g
生地10g	生龙齿15g	生牡蛎15g	炒枣仁10g
茯苓10g	五味子5g	珍珠母10g	合欢皮10g

大枣5枚

随症白带多加椿根皮10g；浮肿加泽泻10g；少腹冷加肉桂、附子各5g，前后三诊，症状消失。停药3个月后随访，得悉诸症未再复发。

（江苏省中医院、南京中医学院附院院庆特刊1954～1994 临床资料汇编. 徐景藩、夏桂成等名老中医的经验与医案）

【诠解】《素问》曰："女子……七七冲任虚，太冲脉衰少，天癸竭"，"五脏皆衰筋骨解堕，天癸尽矣，故发鬓白，身体重，行走不正而无子耳"。围绝经期妇女肾元虚衰是本，出现其他症状则是标，如忧虑、抑郁、易激动、失眠，甚者喜怒失常，类似精神病发作。本案阴虚阳亢，始则育阴潜阳治标为主，继以补肾培本，治本为法，收效明显。

田淑霄医案

（烘热心烦寐不安，滋养心神二阴煎）

孙某，女，52岁，已婚。

初诊：2004年5月1日。51岁绝经，绝经前即有烘热汗出，手足心热，心烦失眠，至今未愈。舌红、苔薄白，脉细数。

辨证：阴虚火旺。

治则：滋阴养心安神。

处方：二阴煎加减。

生地 10g	麦冬 10g	枣仁 30g	茯神 20g
黄连 10g	玄参 10g	木通 8g	竹叶 4g
生甘草 6g	柏子仁 12g	合欢花 20g	女贞子 20g
旱莲草 20g			

7 剂。

二诊：2014 年 5 月 18 日。心烦失眠好转，其他症状如前。舌红、苔薄白，脉细数。

处方：上方加远志 8g。

7 剂。

三诊：2004 年 5 月 25 日。心烦失眠已愈，烘热汗出、手足心热好转。舌正常、苔薄白，脉细数。

处方：上方去枣仁、柏子仁、合欢花、远志，加地骨皮 20g、丹皮 15g、鳖甲 15g、龟甲 15g。

15 剂，症愈。

（田淑霄. 田淑霄中医妇科五十六年求索录. 中国中医药出版社）

【诠解】本例患者已过"七七"之年，正是任脉虚、太冲脉衰少、天癸将竭之年，此时五脏皆有偏衰，但往往以肾为先。肾虚而见腰酸软，肾阴不足故五心烦热，虚阳上浮故面烘热汗出，证为阴虚，阴虚生内热，热扰心神，则心烦失眠。治用二阴煎加养阴退虚热之药，以滋阴去热；佐以安神之品，养心安神除烦。方中黄连清心火，治热扰心神而除烦，间接起到安神作用；木通、生地、竹叶、甘草为导赤散，功能清心火，使心火由小便排出。

何嘉琳医案

（头晕目眩烘热汗，养阴清热滋肝肾）

杨某，女，53 岁，已婚。

初诊：2003 年 1 月 20 日。

现病史：大产 1 胎，人工流产 2 次，自 2 年前绝经之后，常感烘热汗出，头目昏眩，夜寐难以入眠，伴心烦易怒，胁下疼痛。有"高血压""胆囊炎"史。

诊查：烘热汗出阵作，头昏目眩，心悸不寐，右胁下疼痛。测血压：150/90mmHg。脉细弦，舌红苔薄。

辨证：阴虚火旺。

治则：养阴清肝。

处方：

生地 10g	葛根 30g	龟甲 10g	天冬 12g
淮小麦 30g	泽泻 10g	丹参 15g	赤芍 10g
天麻 10g	枸杞 15g	生石决明 12g	钩藤 5g
蒲公英 30g	金钱草 30g	黄药子 6g	郁金 10g

10 剂。

二诊：2003 年 2 月 10 日。服上药后烘热汗出明显减轻，仍感头昏乏力，夜寐欠宁，右胁下隐痛已除，测血压 140/85mmHg。脉细弦，舌红苔薄。再拟养阴滋肾清肝。

处方：

生地 10g	葛根 30g	龟甲 10g	天冬 12g
赤芍 10g	天麻 10g	丹皮参各 15g	合欢皮 10g
枸杞 15g	龙齿 30g	生白芍 15g	怀牛膝 15g
生石决明 18g	夜交藤 15g	甘草 5g	

10 剂。

三诊：2003 年 3 月 3 日。药后烘热汗出、头目昏眩已愈，夜寐转安，测血压 140/80mmHg。药已见效，再宗前意以善其后。

处方：

生地 12g	天冬 10g	龟甲 10g	葛根 30g
黄芪 15g	丹皮参各 15g	赤芍 10g	枸杞 15g
龙齿 30g	生白芍 30g	怀牛膝 15g	合欢皮 10g
淮小麦 30g	夜交藤 15g	甘草 5g	

10 剂。

（王永炎．中国现代名中医医案精粹．第 6 集．人民卫生出版社）

【诠解】遵循"治病必求本"的原则，治疗应以滋阴补肾为主，保存体内不足的阴液，达到调和阴阳、平肝潜阳的目的。药用生地、天冬、葛根、枸杞、龟甲等养阴滋肾，其中葛根为养阴清热之佳品。龟甲除了养阴之外还兼能平肝潜阳，取其一药两用之意。酌加生石决明、生白芍、天麻、泽泻、钩藤清肝泻火，降低血压；兼有胆囊炎用金钱草、黄药子、郁金疏肝利胆。二诊右胁下隐痛已除，而夜寐仍不宁，故原方去金钱草、黄药子、郁金，改用龙齿、合欢皮、夜交藤重镇安神。三诊药已见效，故守原方出入而收全功。

马大正医案

医案 1（腰酸盗汗寐欠安，柴胡龙骨牡蛎佳）

陈某，女，52 岁。

初诊：2006 年 4 月 24 日。停经 3 个多月，面部潮红 2 个多月，自汗、盗汗，腰酸软无力，纳可，寐欠安，小便频数，大便正常。因患尿崩症，连续服用卡马西平片已达 19 年。生育史：3-0-1-3。两侧输卵管已经结扎。舌淡红、苔薄白，脉细。妇科检查：外阴无殊，阴道畅，宫颈光滑，宫体后位，活动，质地中等，无压痛，两侧附件无压痛。

西医诊断：围绝经期综合征。

中医辨证：阴虚火旺证。

治则：疏肝清热，重镇安神。

处方：柴胡加龙骨牡蛎汤加减。

柴胡 10g	龙骨 30g	炒黄芩 10g	生姜 3 片
党参 10g	桂枝 3g	茯苓 12g	半夏 9g
炙大黄 5g	牡蛎 30g	大枣 5 个	糯稻根 20g
白薇 12g	珍珠母 30g		

5 剂。

二诊：2006 年 4 月 29 日。面部潮热减轻，倦怠，舌脉如上。

处方：中药守上方加旱莲草 20g、覆盆子 15g。

7 剂。

三诊：2006 年 9 月 19 日。服药后，潮热出汗即消。现因出现潮热出汗 1 周再诊，舌脉如上。

处方：中药守 4 月 24 日方加龟甲胶（烊冲）10g。

7 剂。

（马大正．马大正中医妇科医论医案集．中医古籍出版社）

【诠解】《素问·宣明五气》中曰："邪入于阳则狂。"即邪入于阳分，则阳气偏盛，发为狂病之意。而躁郁狂往往是程度上的差别，故烦躁为阳气心火偏盛所致，且常常夹有肝气郁结之象。治疗以疏肝清热、重镇安神为法，方选柴胡加龙骨牡蛎汤加减，诸症悉平。

医案 2（阴虚火旺虚汗出，防己黄芪百合汤）

蒋某，50 岁。

初诊：2006 年 11 月 16 日。停经半年未转，潮热汗出，烦躁不安，口干燥，不欲饮，性冷淡，纳欠，寐不宁，二便正常。舌淡红、苔薄腻，脉细。妇科检查：外阴无殊，阴道畅通，宫颈光滑，宫体后位，正常大小，活动，质地中等，无压痛，两侧附件无压痛。

西医诊断：围绝经期综合征。

中医辨证：阴虚火旺证。

治则：凉血疏肝敛汗。

处方：防己黄芪汤合百合地黄汤加味。

防己 10g	桂枝 3g	防风 10g	甘草 5g
百合 15g	生地 20g	丹皮 10g	白薇 10g
糯稻根 20g	夜交藤 20g	薏苡仁 20g	龙骨 20g
牡蛎 20g			

5 剂。

二诊：2006 年 11 月 22 日。症如上，性激素检测：促黄体生成素 39.35mIU/ml，促卵泡生成素 73.24mIU/ml，雌二醇 83pmol/L，黄体酮 0.82nmol/L。舌淡红、苔薄腻，脉细。

处方：中药守上方去丹皮，加茯苓 12g、佩兰 6g。

7 剂。

三诊：2006 年 11 月 30 日。潮热出汗，烦躁，口干，舌脉如上。

治则：凉血疏肝，养阴敛汗。

处方：防己地黄汤加味。

防己 10g	桂枝 3g	防风 10g
甘草 5g	生地 20g	龟甲胶（烊冲）10g
鳖甲 12g	川石斛 15g	麦冬 10g
天冬 10g	知母 10g	稻草根 30g
浮小麦 30g		

7 剂。

四诊：2006 年 12 月 9 日。潮热汗出减轻，烦躁亦轻，寐浅，舌脉如上。

处方：中药守上方加夜交藤 20g、酸枣仁 30g。

7 剂。

五诊：2006 年 12 月 19 日。潮热、出汗、烦躁续见减轻，小腹胀，带下略多、色白，舌脉如上。

处方：中药守上方加赤小豆 20g、芡实 30g。

7 剂。

六诊：2006 年 12 月 28 日。潮热、出汗、烦躁等症状完全消失，胃脘不适，乳头触痛，舌脉如上。

治则：疏肝理气开郁。

处方：逍遥散（《和剂局方》）加八月札 10g、香附 10g、娑罗子 10g、白蒺藜 10g、郁金 10g。

7 剂。

（马大正.马大正中医妇科医论医案集.中医古籍出版社）

【诠解】此患者为围绝经期综合征，除了潮热汗出之外，还出现烦躁不安、口干不欲饮的症状。故予防己地黄汤。防己地黄汤是治疗精神狂躁的方剂。方中生地量大蒸后取汁，以凉血熄内风；防己、桂枝、防风、甘草量少又渍取清汁用，用桂枝、防风疏肝理气，防己苦泻内热，甘草和中；生地配丹皮、白薇，凉血清心火；汗为心之液，故加百合、糯稻根、夜交藤、薏苡仁、龙骨、牡蛎养心安神敛汗。二诊之后潮热出汗、烦躁、口干仍未见寸进，知其阴虚已深，实非上药所能愈，改用防己地黄汤加滋阴沉潜的龟甲胶、鳖甲和养阴生津的川石斛、麦冬、知母，以及敛汗的糯稻根、浮小麦治疗，诸症向愈。

阴虚阳亢证

朱南孙医案

（阴虚阳亢心失养，滋补阴血养心气）

张某某，52岁，工人。

初诊：1983年10月5日。绝经年余，时有胸闷气促，面红烘热，汗出津津，心烦易怒，情绪容易激动，不能控制。脉细，时有结代，舌尖红、边有瘀紫、苔薄白。

辨证：阴虚阳亢，心气不足。

治则：补阴血，养心气。

处方：

潼蒺藜 12g	生地 12g	丹参 12g	麦冬 12g
五味子 6g	淮小麦 30g	炙甘草 9g	大枣 5 枚
郁金 6g	百合 12g		

上药出入，治疗1个月。

二诊：1983年11月3日。烘热汗出均减，情绪已控制，舌质由红转淡，阳亢渐平，肾阴虚亏，治宜补肾固本。

处方：

熟地 12g	当归 12g	白芍 12g	黑豆衣 12g
党参 3g	沙参 3g	潼蒺藜 12g	白蒺藜 12g
仙灵脾 12g	巴戟天 12g	覆盆子 12g	

继续治疗1个月，症情渐消，可恢复正常工作。

（朱南孙. 中华名中医治病囊秘·朱南孙卷. 文汇出版社）

【诠解】患者汗出津津，心烦易怒，情绪容易激动，不能控制，归属围绝经期综合征范畴，围绝经期综合征以肾中阴阳偏虚为病因病机之根本，症状演变之总纲，虽常见多种复杂兼证，但分型论治时仍以阴阳虚证为主，结合寒热错杂的复杂证候而辨证本病。治宜补阴血，养心气。临床上，病情千变万化、症状错综复杂，要灵活掌握，辨证施治。

胡玉荃医案

医案 1（烘热汗出阳亢证，滋阴清热气血和）

李某，女，46 岁。

初诊日期：2009 年 6 月 30 日。

主诉：断经 4 年多，阵发性烘热汗出伴情绪不稳 3 年余。

现病史：患者断经 4 年余，1 年前开始出现阵发性烘热汗出，五心烦热，耳鸣，情绪不稳定，下肢水肿，关节痛（曾检查无风湿病）等症状，时轻时重。现又自觉记忆力减退，神志恍惚，情绪喜怒无常，心悸神疲，睡眠差，大便秘结。舌质暗红、舌苔薄少，脉弦细。既往血脂高，下肢有指掐性水肿。尿常规：蛋白（－）。

诊断：绝经前后诸证。

辨证：阴虚阳亢火旺，涉及肝、肾、心、脾。

治则：滋阴养血，清热平肝。

处方：

当归 30g	杭白芍 15g	女贞子 15g	山茱萸 12g
生地黄 30g	熟地黄 30g	地骨皮 20g	炒栀子 15g
石决明 20g	珍珠母 30g	青葙子 15g	鸡血藤 30g
生龙骨 30g	生牡蛎 30g	蝉蜕 15g	丹参 20g
玉米须 20g	甘草 6g		

8 剂，每日 1 剂，水煎服。

二诊：2009 年 7 月 21 日。诉服药后诸症明显减轻，遂自行停药，现又复见诸症，查脉弦细，舌质红、苔薄黄。守第一方继服，10 剂。

三诊：2009 年 9 月 18 日。服药后效果显著，烘热汗出、耳鸣、心悸、水肿之症明显减轻，情绪及睡眠亦明显好转，大便已正常，自觉仍健忘，眼袋重，面色暗，舌质暗红、舌边齿印、苔白，脉沉细。为内有瘀滞之象。

处方：守上方加川牛膝15g，利水活血，引瘀血下行。

10剂，水煎服。

四诊：2010年4月8日。去年9月治疗后，诸症消失或明显好转，近半年未服药，情绪基本正常，睡眠好，自觉无明显不适。近偶有盗汗，下肢活动不甚有力，为肝肾不足、阴虚火旺之征。

处方：守第一方加川牛膝30g补肝肾、强筋骨，并引虚火下行。

10剂，水煎服。

嘱患者保持心情舒畅，生活规律，忌食辛热，适当锻炼，以预防复发。

（翟凤霞，刘蔚霞主编. 胡玉荃妇科临证精粹. 人民军医出版社）

【诠解】肾乃先天之本，主藏精、生长、发育与生殖，肾中所藏精气是人体生长发育及生殖的物质基础。"肾气盛，月经始；肾气衰，月经绝"，即肾中精气旺盛，天癸至，月经来潮；肾中精气衰退，天癸耗竭，月经停止。该患者"六七"之年，经已断绝，说明肾之阴精匮乏严重，精血同源，水不涵木，致使肝之阴血日益耗损，阴阳失调，阴不涵阳，心肾不交，虚火上扰心神故见神志恍惚、情绪喜怒无常；阴虚火旺，虚火上炎，迫汗外出可见烘热汗出，五心烦热；阴血不足，不能上荣清窍，故见耳鸣、耳聋、健忘等；心神失养则心悸神疲，眠差；肝肾阴血亏虚则筋骨失于濡养，而见关节疼痛；阴血亏虚，虚火煎灼阴液，肠道失于濡润，故大便秘结；阴损及阳，阳虚则气化不利致水湿泛溢肌肤，可见双腿水肿。故脏阴不足，主要涉及心肝肾等脏器的阴血匮乏，是发生该病的关键，故治疗当以滋补阴血、清心降火、平肝潜阳为要。方中山茱萸、生地黄、熟地黄、女贞子滋肾填精养阴；当归、白芍补血养血柔肝；石决明、珍珠母平肝潜阳，并配伍生龙骨、生牡蛎镇静安神、平抑肝阳；地骨皮、山栀子清心火，退虚热；耳聋、耳鸣配伍蝉蜕以熄风止耳鸣；加利水消肿之玉米须。诸药合用，补益清消结合，并配活血化瘀之丹参、鸡血藤以畅通经脉，使气血调和，阴阳平和。甘草调和诸药。全方上清心肝之火，下补肝肾阴血，使木归水中，水火共济，阴阳平衡，气血和调而诸症得消。

医案2（水火失济阳亢证，滋阴养血调阴阳）

李某，女，50岁。2008年2月18日初诊。

主诉：断经1年，盗汗头痛3个月。

现病史：患者已断经1年，近3个月出现明显的夜间盗汗，头痛，耳闷，时有烘热汗出，眠差多梦，纳可，大便干结。舌质红、苔薄少，脉弦细数。

诊断：绝经前后诸证。

辨证：阴虚阳亢，水火失济。

治则：滋阴养血，平肝潜阳。

处方：

生地黄30g	熟地黄30g	女贞子12g	杭白芍15g
当归20g	夏枯草15g	石决明20g	珍珠母30g
生龙骨30g	生牡蛎30g	青葙子15g	明天麻10g
酸枣仁15g	炒栀子15g	益母草30g	丹参10g
广木香10g	甘草6g		

7剂，每日1剂，水煎服。

二诊：2010年1月26日。自诉前年服药当天症状即明显好转。药服完后症状即消失。最近因家事烦扰症状又反复，时有烘热汗出，上火牙痛，耳鸣失眠，胸闷，舌质红、苔少，脉沉细数。

处方：照第一方去夏枯草、明天麻，加山茱萸12g、钩藤15g、蝉蜕10g，以加强滋阴熄风止耳鸣之效。

10剂，每日1剂，水煎服。

三诊：2010年3月25日。服药后症状好转，即停药。现又睡眠差，伴耳鸣耳痒，有时出汗，舌脉同前。守1月26日方继服10剂，每日1剂，水煎服。

四诊：2010年4月5日。服药后诸症基本消失，仅轻微耳鸣。继服上方10剂以巩固疗效。并嘱调畅情志，勿食辛辣温燥刺激之品，以免助热而使病情反复。

（翟凤霞，刘蔚霞主编．胡玉荃妇科临证精粹．人民军医出版社）

【诠解】患者处于七七之年，肾气渐衰，天癸渐竭之际，而肾阴为五脏六腑阴液之根本，肾阴滋养肝阴，共同制约肝阳，使肝阳不亢。患者肾阴不足累及肝阴，阴不敛阳则肝阳上扰而发本病，故可见潮热盗汗、头痛耳闷；肾水不能濡养心神，心神失养，故眠差多梦；阴血亏虚，虚火煎灼阴液，肠道失于濡润，故大便秘结。加之妇女以肝为本，肝体阴而用阳，喜调达而恶抑郁，患者情绪失畅，肝疏泄失常，更加重上述诸症。因此，治宜补肾养血、滋阴清热、疏肝解郁为主。方中生地黄、熟地黄、女贞子滋肾填精养阴；当归、白芍补血养血柔肝；石决明、珍珠母平肝潜阳，并配伍生龙骨、生牡蛎镇静安神，平抑肝阳，伴酸枣仁养心安神；地骨皮、山栀子清心火，退虚热；夏枯草、青葙子清泄肝火；并加用益母草、丹参、木香以活血行气，畅通筋脉，调和诸药。全方配伍得当，养阴而不滋腻，平肝而不碍胃，泻火而不伤血，标本兼顾。此外，本病与精神情绪密切相关，嘱患者服药同时保持心情舒畅，勿思虑过度。

阴阳失调兼痹证

朱良春医案

（阴阳失调痹证作，调理阴阳畅脉络）

魏某，女，46岁。2006年3月18日初诊。

主诉：胸闷、心悸、汗多半月。

初诊：患者3个月前服用减肥药，半月后感胸闷、心悸、汗多，遂于医院检查，心电图示：窦性心动过速，伴ST段轻改变，FT_3：13.12pmol/L，FT_4：34.57pmol/L。服用硫脲类药物后症情缓解，复查甲状腺功能、肝功能均正常。但感胸闷、心悸、周身乏力，晨起双手指节肿胀，不能握拳，至下午逐渐缓解。右侧肩臂、肩胛酸痛，纳可，易饥，大便成形，日二行，舌尖红、质淡胖，脉细弦。症情夹杂，与部分药物有关，兼之已属围绝经期，诊其为脏躁（围绝经期综合征）。

辨证：阴阳失调。

治则：调理阴阳，和畅络脉。

处方：甘麦大枣汤加减。

川石斛 10g	甘杞子 15g	葛根 30g
仙灵脾 15g	淮小麦 30g	合欢皮 15g
功劳叶 15g	生牡蛎（先煎）30g	赤白芍各 15g
甘草 8g	大枣 7枚	

14剂，日1剂，水煎服。

二诊：2006年4月1日。药后诸症显见缓解，胸闷、汗出、乏力已解，心悸阵作，大便溏泄，日行2～3次，肩周疼痛减而未已，指节肿胀，伴见晨僵，纳可，夜寐尚安，苔薄白，脉细。脏躁传脾，脾虚未调，顽痹尤僵。药既奏效，毋庸更张，前法续进之。

处方：上方去川石斛，加炒白术 15g、怀山药 30g。

14 剂，日 1 剂，水煎服。

三诊：药后关节疼痛减而未已，余症渐平，续当益肾培本、蠲痹通络治之。

处方：浓缩益肾蠲痹丸，每次 4g，日 3 次。

（杨建宇，李剑颖，张凯，等．国医大师疗病丛书·国医大师治疗妇科病经典医案．中原农民出版社）

【诠解】患者年近"七七"正值绝经前后时期，机体处于肾气渐衰、天癸渐竭、冲任二脉虚之时，又加之减肥心切，服用伤及脏器阴液气血之品，使机体阴阳失衡，阴虚火旺，水火不济，心肾不交，故表现出心悸汗出等症，阴阳失衡，经脉不通，津液运行受阻，故表现出肢节肿胀、晨僵等不适。故治宜调理阴阳，和畅络脉。方选甘麦大枣汤加减治疗，加之石斛、枸杞子、白芍等滋补津液之品；加合欢皮疏肝解郁，宽胸理气，安神定志；适当配伍功劳叶以泻心火；仙灵脾温补肾阳，与前药配合，调理阴阳；服药后诸症缓解，收效甚佳。二诊以补肾气、调脾胃做好善后，使其诸症消失，月经如期复至。

阴阳俱虚证

王子瑜医案

医案 1（心悸怕冷咽干燥，阴阳双补显奇功）

李某，女，49 岁，已婚。

初诊：1995 年 8 月 23 日。2 年前月经紊乱，每次行经量多似崩，以后逐渐减少，现已绝经 1 年余，阵发潮热汗出，气短乏力，心悸怕冷，饥则胃痛，入夜咽干口燥，失眠多梦，智力以及记忆力显著下降，尿清。舌淡苔薄，脉象虚弱。

诊断：绝经前后诸证。

辨证：阴阳两虚证。

治则：阴阳双补。

处方：

仙灵脾 15g	太子参 20g	五味子 10g	天麦冬各 10g
熟地 15g	白芍 15g	炒枣仁 15g	娑罗子 10g
莲子心 6g	浮小麦 30g		

7 剂，水煎服，日 1 剂。

二诊：1995 年 9 月 2 日。谓进药 2 剂，潮热汗出显著减轻，胃疼亦舒。

处方：上方去熟地再服 5 剂。

三诊：1995 年 9 月 10 日。潮热汗出已平，精神如常。舌淡、苔薄，脉象正常。效不更方。

（王阿丽整理. 王子瑜妇科临证经验集. 人民卫生出版社）

【诠解】目前中医对本病病因病机的认识集中一点，为妇女肾气渐衰，天癸将竭，肾中阴阳平衡失调，影响到心、肝、脾，从而发生一系列的病理变化，治疗以调理阴阳为目的，辅以宁心、清肝、健脾、化痰、祛痰，使患者平安度过围绝经期。该患者阴阳皆虚，阴阳失去维系，阴阳不相交不调和，阴虚不能潜阳，阳气易于浮越，故可出现潮热，阳虚不能摄液，阴液外泄而汗出。偏阳虚，故气短乏力、心悸怕冷、智力记忆力下降，多梦、入夜咽干，尿清。故治则阴阳双补，可见显效。

医案 2（阴阳两虚阴更虚，滋阴潜阳双补佳）

冷某，女，46 岁，已婚。

初诊：1994 年 10 月 17 日。停经半月余，自觉经常烧心，潮热汗出，颜面潮红，不仅头部汗出，而且心胸也汗出，不欲衣被，午后低热，潮热汗出加剧，每次持续 1 小时，咽干口燥，五心烦热，失眠多梦，时有梦交，全身乏力，头晕耳鸣，齿冷，舌尖边红、苔薄，脉细。

诊断：绝经前后诸证。

辨证：阴阳两虚偏阴虚。

治则：滋阴潜阳。

处方：

生熟地各 15g	枸杞子 15g	浮小麦 30g	珍珠母（先煎）30g
盐知柏各 10g	紫贝齿 15g	交泰丸 6g	灵磁石（先煎）15g
生龙牡（先煎）各 30g			

5 剂，水煎服，日 1 剂。嘱：忌辛辣。

二诊：1994 年 10 月 25 日。汗出显著减轻，夜寐安，诸症均有好转。

处方：再拟丸药，天王补心丹合杞菊地黄丸。

连服 3 月随访病愈。

（王阿丽整理. 王子瑜妇科临证经验集. 人民卫生出版社）

【诠解】本病治疗是以"补"和"潜"法为治，目的在于使脏腑气血调和，即阴平阳秘，因本病以肾亏为本，补肾填精虽是正治法，但单纯补是不够的，也不能解除其上潮热，所以补液不可太过，因老年肾气已经衰老，必须顺其自然之平衡，由于肾为水火之脏，所以治疗必须滋阴潜阳、阴阳双补才能收到满意效果。

许润三医案

（烘热汗出复畏寒，温肾扶阳滋肾阴）

李某，女，47岁。2004年12月27日初诊。

主诉：烘热出汗，伴心烦2年，加重2个月。

初诊：既往月经规律，7/（28～31）天，痛经明显，Lmp：2003年9月4日。患者1976年因子宫腺肌病、子宫内膜异位症，给予内美通治疗。1997～1999年做3次试管婴儿，均未成功，未曾生育。近日体检B超无明显异常，心血管检查正常。患者近2年感烘热、汗出，心烦易怒，头晕，睡眠尚可，腰酸困，畏寒怕冷，大便偏稀。月经13岁初潮，7/（28～31）天，量中，色鲜红，有血块，痛经（－）。舌质淡暗、苔薄白，脉沉细。

诊断：绝经前后诸证（围绝经期综合征）。

辨证：肾阴阳俱虚。

治则：温肾扶阳，益阴降火。

处方：二仙汤合知柏地黄丸加减。

仙灵脾 10g	仙茅 6g	巴戟肉 10g	盐知柏各 10g
当归 20g	白芍 10g	熟地黄 20g	山茱萸 10g
生山药 10g	合欢皮 10g	益母草 20g	旱莲草 10g

7剂，水煎服，日1剂。

二诊：上方为主方，根据病情变化略加减1～2味药物，患者共坚持服药治疗3个月余，述诸症渐缓。

（王清，经燕．许润三．2版．中国中医药出版社）

【诠解】此患者病为绝经前后诸证，辨证属于肾之阴阳俱虚。经断之时，肾气已虚，肾阴渐竭，冲任失调，阴虚内热，虚阳上越，故烘热汗出、心烦易怒；肾虚，腰府失养，故腰酸困；肾阳虚，不能温煦四末，故畏寒怕冷。因此方选二仙汤补肾阳，方中仙茅、仙灵脾、巴戟天温补肾阳以治本，旱莲草、山药补阴育阴，知母、黄柏滋肾坚阴，当归养血和血，而知柏地黄丸具有滋肾阴、降虚火的功效，对于烘热汗出、心烦等虚火上亢的症状，尤为适合。两方配合，阴阳双补，既治本，又治标，最终获效。

吕成全医案

（阴阳俱虚浮肿犯，开郁消胀解忧愁）

鲁某，女，40岁。1988年6月29日初诊。

主诉：患者全身肿胀7年，加重2年。

现病史：来诊时全身瘀肿蹒跚，体重80kg，肢体指压呈凹陷样水肿，但略有弹性，伴有腰腿酸软，动则汗出气短，失眠多梦，晨起腹泻，小腹发凉，经前面部发红，口唇紫绀，脉沉细涩，舌暗有瘀斑、苔白腻。肝功、尿常规等检查，均未发现器质性病变。询及患者，早婚，且孕4次，已做了卵巢切除术。

辨证：为生育不节，冲任损伤，肾阴阳俱亏，不能温煦五脏，正气不足，血瘀水停而为病。

处方：给予开郁消胀汤（郁金10g，三棱10g，莪术10g，丹参30g，川军10g，肉苁蓉10g，巴戟天10g）去大黄，加杞果、桑寄生、肉桂、白术、茯苓、泽泻、乌药等。

治疗20余天，月经来潮，虽仍量少色黑，但全身瘀肿、口唇紫绀诸症显著减轻。在经期再给予开郁汤加桃仁、红花、当归、川芎、香附、白芍之类通经活血，腹冷便溏加吴茱萸、肉桂等调治3月余，瘀胀诸症消失，月经正常，体重减至67.5kg，恢复工作。

（马超英. 中医妇儿科医案. 上海中医药大学）

【诠解】女子七七肾气渐衰，患者先天禀赋不足，以及后天诸多原因损伤，而使肾气更衰，冲任更亏，精血更为不足，阴阳平衡失调，张景岳指出："善补阴者，必于阳中求阴，阴得阳升，而泉源不竭；善补阳者，必于阴中求阳，则阳得阴助，而生化无穷。"该患者生育不节，冲任损伤，肾阴阳俱亏，不能温煦五脏，正气不足，血瘀水停而为病。给予开郁消胀汤治疗后，诸症消失，得以痊愈。

李文亮医案

（阴阳失调寐不佳，温下清上阴阳和）

陈某，女，48岁，工人。

1973 年上半年以来月经周期紊乱，起初 40～50 天 1 次，而后 2～3 月来潮 1 次，经量少，同时伴有阵发性面部烘热潮红，汗出心慌，头部跳痛，一般几秒钟即行消失，性情急躁，记忆力减退，睡眠不佳。于 1975 年 10 月 26 日初诊。检查血压 126/84mmHg，心电图正常，妇科内诊检查：子宫较正常略小，余无明显异常。舌正常，脉细弱。

诊断：阴阳失调。

治则：温下清上。

处方：

仙灵脾 15～20g　　　当归 10g　　　紫草（后下）15g　　　栀子 10g

珍珠母 30g

水煎服，每日 1 剂，失眠加酸枣仁、夜交藤；头晕耳鸣加磁石、石菖蒲；多汗加浮小麦、麻黄根。

（李文亮，齐强. 千家妙方. 战士出版社）

【诠解】西医学认为妇女进入围绝经期以后，卵巢功能开始衰退，致机体调节功能难以适应而引起的下丘脑 - 垂体 - 卵巢之间的环路失调，使神经、精神、代谢等功能也受到影响，主要表现在心血管、自主神经系统失调、物质代谢及第二性征等方面的变化。该方经李教授多年临床研究发现，本方证所表现的症状与内分泌功能紊乱有关，实验室检查尿 17- 羟、17- 酮、血 T_3、T_4 等内分泌指标，多在正常值内的低水平范围，因此二者理论颇为吻合。故用于临床，收效亦颇佳。

气阴两伤证

刘云鹏医案

（气阴两伤心不宁，生脉甘麦主调之）

梁某，女，48 岁。

初诊：1993 年 6 月 29 日。患者 3 年来月经周期紊乱，量少质稀。近来心悸怔忡，气短神疲，自汗乏力，彻夜不眠，时时精神恍惚，悲伤欲哭，口干，舌红偏淡苔薄，脉细数（90 次 / 分）。经检查，心电图正常。

诊断：围绝经期综合征。

辨证：气阴两伤，心神不宁。

治则：益气养阴，养心安神。

处方：生脉散合甘麦大枣汤加减。

党参 20g	麦冬 10g	五味子 6g	大枣 12g
夜交藤 30g	甘草 10g	酸枣仁 15g	知母 9g
小麦 30g	柏子仁 15g	龙骨 30g	牡蛎 30g
远志 15g	云苓 10g	生熟地各 15g	

10 剂，水煎服。

二诊：1993 年 7 月 11 日。药后诸症大有好转，惟胃略胀。

处方：生熟地减至 9g，加木香 6g。

此方续服 3 个月霍然痊愈。

随访：月经已绝，再次体检无恙。

（黄缨．刘云鹏妇科医案医话．人民卫生出版社）

【诠解】围绝经期综合征症状比较多样，但总以阴阳不平衡为证候要点。其病位涉及心、肝、肾居多。此例患者表现为阴虚阳亢。由于肝肾阴分暗耗较多，故出现虚火上炎、扰乱心神的症状，如烦躁、易怒、失眠、惊吓等。患者心悸怔忡，气短神疲，自汗乏力，系气阴不足、心失所养之故。心神不宁，则彻夜不眠。心在志为喜，肺主悲，今心失所养，无以主神志而精神恍惚。肺津虚无以润燥而悲伤欲哭。气虚失固，阴不守内而自汗乏力。阴液不足，血海空虚，冲任不调而经期紊乱，量少质稀，方用生脉散合甘麦大枣汤加知母、生熟地养血益阴，加酸枣仁、柏子仁、远志、夜交藤养心安神，加龙骨、牡蛎镇静安神、敛汗益阴，加云苓健脾宁心安神。药后胃略胀，系滋腻呆滞脾胃之气，故减生熟地至9g，加木香6g，醒脾胃之气，助运化之力，后续服3个月而痊愈。

朱南孙医案

（肾虚脾弱气阴伤，健脾补肾气血和）

汤某某，54岁，医师。

初诊：1991年5月4日。绝经3年，曾顺产一胎。近10天低热（37.8～38℃），畏寒，疑似感冒，自服解表退热药，汗出热退，隔日又低热，伴音哑，稍有胸闷，心烦少寐，食纳尚可，平素大便稀溏，曾数次胸透（－），血常规（－）。脉细迟，苔薄腻。此非外感。时届更年，脾胃已损，气阴两虚。

治则：治从脾胃，益脾为主、宁心安神，以候其效。

处方：

党沙参各9g	黄芪9g	白术芍各9g	茯苓12g
炙甘草6g	炒怀山药12g	淮小麦30g	首乌藤15g
合欢皮12g			

5剂。

二诊：1991年5月11日。诉上方服完3剂时发热、畏寒果瘥，大便成形，仍感头晕、咽干、音哑。脉舌如前。治宗前法。

处方：继上方加麦冬9g、女贞子12g。

7剂。

（朱南孙. 中华名中医治病囊秘·朱南孙卷. 文汇出版社）

【诠解】此案发热畏寒状似外感，但汗后诸症未解，观其虽发热，但脉细迟，大便稀溏。时届更年，脏气已衰，阴阳失衡，不胜寒热，阴气不足则低热，阳气不足则畏寒。脾肾两脏，皆为人之根本，而老人尤以脾胃为主。故前人谓："诸虚不足，先健其中"，中者，脾胃也。方中以四君子汤而健脾以固中州，《金匮心典》曰："血虚脏躁则内火扰而神不宁……滋脏气而止其躁也。"如黄芪益气固表，炒怀山药益脾胃，沙参补脏之阴，白芍敛阴和里，淮小麦健脾养心、除烦宁神，首乌藤、合欢皮配伍可解郁怡情、催眠安神。脾胃气健，精血既旺，气畅神宁，阴阳得和，寒热自解。

戴锦成医案

（气阴两虚肝经热，益阴清热通经络）

陈某，女，44岁，已婚，福建长乐人。2005年6月初诊。

患者头晕，神疲乏力，口干时时欲少饮，纳谷一般，心烦寐差，阵热阵寒，微微出汗，胸闷嘈杂，性情急躁，喜静闭目，懒语音低，月经3个月未潮，二便正常，面色苍白，脉细弱，舌淡苔薄，血压130/100mmHg。脉症合参，系气阴两虚，肝经郁热，诸症丛生。

治则：拟益气阴、清肝热，佐以通经为治。

处方：①甘麦大枣汤合百合地黄汤加味。药用生黄芪、太子参各30g，百合15g，生地10g，浮小麦30g，甘草6g，红枣3个，小春花、赤白芍各10g，丹参15g，益母草15g。

②西洋参6g、麦冬10g，煮开当茶，频频饮之。

二诊：服上方1剂，来电告知，月经来潮，色红、量偏多，精神佳，头晕除，血压100/70mmHg，胸闷嘈杂亦瘥，口干减。

处方：照上方去益母草、丹参、赤芍，加杜仲、枸杞各10g，桑寄生15g，再进3剂。

随访一切正常，谈笑自如，嘱西洋参5g（或生黄芪30g）、麦冬10g、枸杞10g，煮开当茶饮，常用之。

（戴锦成．戴锦成学术经验集．中国中医药出版社）

【诠解】徐灵胎谓："真寒之脉，必迟弱无神，真热之脉，必滑数有力。"该患者脉症合参系气阴两虚，肝经郁热，伤阴耗液，阴虚内热，则心烦寐差，性急，胸闷嘈杂，口干少饮；气虚则神疲乏力，面色苍白，懒语音低，脉细弱；气阴两虚，冲任亦衰，故月经3个月未潮，诸症丛生。治宜益气阴、清肝热，佐以通经。方用甘麦大枣汤合百合地黄汤加味。方中生黄芪、西洋参、甘草补气；百合、生地补阴清热；小春花、白芍清肝热；浮小麦养心阴敛汗；益母草、丹参、赤芍通经。服药1剂，月经来潮色红量多，诸症大减，原方去活血之品加杜仲、枸杞、寄生补冲任。更用百合地黄汤补其心肺之阴，以助阴液，脏躁可愈。综上所述，气足阴复，冲任得补，百脉调和，诸恙得息。

毛德西医案

（气亏阴虚冲任乱，调补冲任诸方配）

甘某，女，50岁。1999年3月19日初诊。

患者自诉经期紊乱半年余，或1月两行，或2～3月一行，经量时多时少；伴有汗出，烦躁，失眠，易怒，激动时流泪不止，但夜间又胆怯害怕，梦中时有惊吓。曾在多家医院诊治，均以"围绝经期综合征"治疗，曾服用谷维素、逍遥丸、舒肝健胃丸、乌灵丸等，也曾进行过心理咨询。

刻诊：面色潮红，语言快急，手心汗出。舌边尖红赤、苔薄白，脉弦细偏数。

中医诊断：脏躁。

辨证：气阴两亏，冲任失调。

治则：益气养阴，宁心安神，调理冲任。

处方：二仙汤、甘麦大枣汤、生脉散、龟鹿二仙汤加减。

太子参 15g	麦冬 30g	五味子 10g	仙茅 6g
仙灵脾 6g	知母 10g	黄柏 10g	当归 10g
巴戟天 6g	生甘草 10g	小麦 30g	大枣（切开）10 枚
炒枣仁 30g	浮小麦 30g	龟甲 15g	鹿角片 6g
霜桑叶 30g			

10剂，水煎服，每日1剂，分2次服。

二诊：服用上药后，临床症状减轻，心情舒畅，睡眠好转，汗出亦有减少。2个多月未来月经。

处方：上方加入益母草 30g、刘寄奴 15g、泽兰 15g。

10 剂，服法同前。

三诊：服用上药第 7 天，月经来潮，但经量不多，且仅 1 天多即无。舌质红赤与脉象细数均有转化。就诊时情绪比较稳定，叙说病情也比较有序。

处方：暂时减去二诊时所加药物，另加熟地 20g、砂仁 6g，以冀补肾养血。

15 剂，服法同前。

四诊：夜间睡眠安然，已无害怕惊吓之状。月经将要来潮。

处方：上方继续加用益母草 30g、泽兰 30g。

10 剂，服法同前。

五诊：上药服至第 8 天月经来潮，经量增多，历经 3 天。自诉痛苦消失大半，脉象趋于平和，要求改为膏滋剂。

处方：遂以上方为基础方，将龟甲、鹿角片改为龟甲胶、鹿角胶，酌定分量，蜂蜜收膏。

每次 15ml，每日 3 次，直接口服，或热开水化服。

（毛德西，禄保平 . 中国现代百名中医临床家丛书 · 毛德西 . 中国中医药出版社）

【诠解】毛德西教授所用之二仙汤功能温肾阳、补肾精、协相火、调冲任，是纠正阴阳失衡之方，但在应用时应随机调整药物的分量。此例阳药的分量就不应太大（如仙茅、仙灵脾、巴戟天），滋阴药要占主导地位。甘麦大枣汤与生脉散是滋阴和阳的方子，既可养心安神，又可调节情志，稳定心神。龟鹿二仙汤（龟甲胶、鹿角胶、人参、枸杞）是调理任督的名方。李时珍认为，龟甲通任脉，鹿角通督脉；龟甲滋阴，鹿角扶阳。任脉主一身之阴，督脉主一身之阳，任督得养，可使一身之阴阳得到平衡。综合此方的功效，可以概括为滋阴和阳，引阳入阴，调理冲任，宁心安神。

冲任虚损证

王仲奇医案

（阴阳失衡病情杂，辨证施治见奇功）

徐太太。

初诊：胞脉失固，年已50岁，天癸当止弗止，反淋漓缠绵不断，腑气闭塞，肠急失舒，便秘难解，小溲作坠勿爽，腹中有气瘕作梗，时或胀痛若紧束之状。近感时邪，发热咳嗽，脉濡弦，病情复杂，治当两顾。

处方：

柏子仁 12g	油当归 9g	炒白芍 6g	紫贝齿 12g
煅龙骨 12g	煅牡蛎 12g	白蒺藜 9g	茯苓 12g
冬葵子 12g	草河车 6g	乌贼骨 9g	鸡冠花 4.5g

二诊：恶露已弭，稍能安谷，热已见退，咳减未辍，便溺仍作坠不爽，腹中气瘕作梗胀痛，脉软弦。胞脉为病，天癸当止不止，前方颇安，仍守原意。

处方：

柏子仁 12g	油当归 9g	炒白芍 6g	紫贝齿 12g
白蒺藜 9g	绿萼梅 2.4g	石菖蒲 2.4g	冬葵子 12g
杏仁 12g	茯苓 9g	草河车 6g	乌贼骨 9g
鸡冠花 4.5g			

三诊：天癸应竭之秋，恶露忽行忽止，或淋漓盆涌，少腹胀痛作坠，头疼腰酸，夜寐惊惕不安，近复吃力受凉，寒热咳嗽，脉弦滑。标本兼治可也。

处方：

霜桑叶 6g	杏仁 9g	香白薇 6g	紫蔻 4.5g
茯神 12g	远志肉 3g	白蒺藜 9g	炒川断 6g

白前 4.5g	草河车 6g	香白芷 6g	乌贼骨 9g
鸡冠花 4.5g			

四诊：恶露忽行忽止，腹痛较愈，但仍有气瘕作梗而胀，头疼鼻塞，咳嗽不爽，目睁不起，未能安寐，寐辄惊惕肢掣，脉濡弦，胞脉为病，肺苦气逆，守原意以治。

处方：

辛夷 4.5g	白蒺藜 9g	蔓荆子 9g	香白芷 6g
石菖蒲 2.4g	煅龙齿 12g	茯神 12g	远志肉 3g
杏仁 9g	桑白皮 4.5g	紫菀 1.5g	草河车 6g
乌贼骨 9g			

（王仲奇编．王仲奇医案．安徽科技出版社）

【诠解】围绝经期肾气渐衰，天癸将绝，冲任子宫功能减退，月经渐趋失调而致断绝，原为女性生殖生理自然衰退的现象。但因有妇女肾衰，天癸竭的过程或程度突然加速或加深，或因社会、心理因素的影响较强，或因自身体质较差，或数脱血，或房劳多产，或劳心过度，或紧张不已，或生活缺乏规律，或长期失眠等，必然引起原本肾阴肾阳有所失衡状态的加剧。临床辨证施治，方可见奇效。

施今墨医案

（气血乏源素本虚，调理冲任补本元）

龙某，女，53岁。

年逾五旬，经水未断，反而淋漓不绝，量不多，有白带，全身酸软，头晕腰疼，患者不能服汤药，要求以丸药治之。舌苔薄白，六脉细弱。更年之期，月经断绝实属正常，反而淋漓不绝者，本体素虚，气血不足，统摄无力也。

治则：拟调理冲任、补其本元治之。

处方：每日早服人参归脾丸 10g，午服紫河车粉 3g，晚服强心丹 12 粒。

二诊：服药 10 日后，诸症均减，血已少，白带不多，头晕心跳好转，精神亦佳，仍以丸治之。

处方：每日早服参茸卫生丸1丸，午服强心丹12粒，晚服玉液金丹丸12粒。

三诊：服丸药20日，经水已止，白带微量，腰痛头晕均大见好，精神较佳，两胁有时窜痛，心跳气短较前好转。

处方：每日早服逍遥丸6g，午服强心丹8粒，晚服参苓白术丸10g。

四诊：前诊3次，共服药2个月，诸症皆失，要求巩固疗效，防止再发。

处方：每日早服紫河车粉3g，晚服参茸卫生丸1丸。

（祝谌予．施今墨临床经验集．人民卫生出版社）

【诠解】强心丹为施今墨验方，治疗气血虚弱、健忘失眠、心跳气短、惊悸不安、遗精盗汗、目暗耳鸣、腰酸腿软、骨蒸潮热、肢体倦怠。人参、远志、酸枣仁、麦冬、茯神、枸杞子、桂圆肉、熟地黄，水泛为丸。其组成有：天癸既竭，子宫失养，经血失调或闭止，则气火不能随经血下泄，而随胞脉胞络而扰乎心肾，使心肾不得交济，心、肾、子宫间失于调摄，形成了这一时期特有的多脏阴阳失调的病理状态。该患者更年之期，月经断绝实属正常，反而淋漓不绝者，本体素虚，气血不足，统摄无力也，拟调理冲任、补其本元治之。

朱小南医案

（冲任虚损阴吊痛，疏肝理气川楝汤）

患者，52岁。

正产5胎，人流1次，绝经3年，阴内吊痛感已有3年，1周前突然吊痛颇剧，持续至今未缓解。1970年8月就诊，两腿不能步履，起卧也受到牵制，精神委顿，心烦胸闷，咳嗽多痰，苔薄黄，脉弦细。此乃足厥阴痛。妇检无异常。

治则：疏肝理气，温中止痛。

处方：宗《竹林女科》之川楝汤加减。

川楝子9g	小茴香3g	桂枝6g	川芎4.5g
当归9g	细辛2.4g	乌药9g	枳壳3g
煨木香4.5g	吴茱萸2.4g	陈皮9g	

二诊：服上药3剂即见起色，疼痛消除，步履轻松，精神见振，宗原法以巩固前效。

处方：

川楝子 9g	小茴香 3g	吴茱萸 2.4g	煨木香 3g
旋覆梗 3g	全瓜蒌 12g	郁金 9g	枳壳 3g
细辛 1.8g	桂枝 3g	青陈皮各 4.5g	甘松 4.5g

（朱小南. 妇科经验选. 人民卫生出版社）

【诠解】 吊阴痛多见于绝经前之妇女，在经行时发作，而临床上亦见于绝经后妇女，本证即是。本病例经过妇科检查，无器质性病变，看来此证乃冲任渐衰、血涸气滞所致。故而在古方川楝汤基础上有所发挥，以一方面养血活血、温通血脉，一方面疏肝理气、温中止痛，抓住气为血之帅，血随气行，养血扶正、理气止痛，致使痛势立减，病家转忧为喜。以《竹林女科》之川楝汤加减治之，方中以川楝子为君药，以小茴香、木香、乌药加强其作用，再佐细辛止痛之效更佳，当归、川芎养血活血，桂枝温通血脉，吴茱萸温中散寒，陈皮、枳壳理气疏通。全方在川楝汤基础上加减，以达到疏肝理气、温中止痛的作用，药到病除。二诊中以原方去当归、川芎、乌药，加旋覆梗、全瓜蒌、郁金、甘松，以增强宽胸理气作用，对其兼症，心烦胸闷、咳痰等能见减轻。

祝谌予医案

（精亏阳亢冲任失，滋肾清肝固冲任）

宏某，女性，50 岁，干部。

主诉：月经淋漓不断月余。

现病史：月经淋漓不断，曾服《金匮》温经汤渐愈。本次月经于 2 月 2 日来潮，至 11 日甫净，经行量少，色暗。现症：经后夜间烦躁难寐，眠差梦多，腰酸不适，燥热多汗。舌质淡、舌尖红，脉弦。

辨证：冲任失调，肾精亏损，肝阳亢盛。

治则：滋肾清肝，养血固冲。

处方：

黄芩 10g	黄连 3g	生地黄 10g	熟地黄 10g
川芎 10g	当归 10g	赤芍 10g	白芍 10g

| 菊花 10g | 桑叶 10g | 女贞子 10g | 酸枣仁 10g |
| 墨旱莲 10g | 香附 10g | 五味子 10g | |

上方服至 22 剂，诸症大减，遂停药。

二诊：停药 4 个月后，因工作劳累，又遇逆事，月经提前 10 日而至，迄今已行经 10 天，量多色鲜，无血块，头晕眠差，急躁易怒，自觉阵阵潮热，面赤汗多，腰酸不适，舌边红，脉弦数。

处方：

黄芩 10g	黄连 10g	生地黄 10g	熟地黄 10g
川芎 5g	当归 10g	杭白芍 15g	菊花 10g
桑叶 10g	女贞子 10g	槐花 10g	茜草 10g
大蓟 10g	小蓟 10g		

7 剂。

服上方 4 剂后血止，诸症见好。遂连服 14 剂，烘热汗出消除，性情亦不急躁，睡眠良好，遂停药。

（董振华 . 祝谌予经验集 . 人民卫生出版社）

【诠解】肾气旺盛，则冲脉能主血海，任脉能主诸阴，经得依时而下。然患者冲任虚衰，肾气不足，症见夜间烦躁难寐，眠差梦多，腰酸不适，燥热多汗。舌质淡、舌尖红，脉弦。给予滋肾清肝、养血固冲方药后血止，诸症好转。临床上重在调养冲任、平补阴阳、调和气血，方可见效。

李裕蕃医案

（冲任虚损阴阳乱，养阴和阳定神志）

李某，女，47 岁。

初诊日期：1983 年 10 月 12 日。

现病史：2 年来月经先后无定期，经量时多时少。近 3 个月来头晕耳鸣，急躁易怒，心烦心悸，少寐多梦，腰膝酸软；时有烘热，面颊发红，自觉热自胸中上冲头脑，随之汗出而消失，每日发作数次；便秘溲赤。

诊断：围绝经期综合征。

诊查：面色红润，血压 150/100mmHg，心肺未见异常。舌胖嫩、苔薄白，脉沉弦。

辨证：冲任虚损，阴阳失调。

治则：调补冲任，温下清上，协调阴阳。

处方：二仙汤加味。

仙灵脾 20g	仙茅 10g	巴戟 10g	当归 10g
知母 10g	黄柏 15g	紫草 10g	山栀 10g
珍珠母 30g	女贞子 10g	旱莲草 15g	

二诊：服上方药 7 剂，症状减轻。

处方：宗原方加夏枯草 10g、丹参 10g 以和阳养阴、安神定志。

三诊：服药 7 剂，诸症悉平。再予 3 剂，以巩固疗效。

（董建华. 中国现代名中医医案精粹. 第 4 集. 人民卫生出版社）

【诠解】患者已近"七七"之年，肾气衰弱，冲任亏虚，故经水不能依时而下。阴阳不调，营血不足，虚火内动，故经将行则心烦失眠，头痛加重。相火煽动，灼伤阴血，肢节失养故烦痛。肾为元阴元阳之根，气血之始，肾气充沛则脏腑协调，气血冲和，胞宫能藏，经水按期而至。方中以仙灵脾、仙茅、巴戟温肾调补冲任；女贞子、旱莲草、当归、珍珠母、知母、黄柏、夏枯草、紫草、丹参等以清热凉血、养肝平肝治其标；且阴虚火旺，故重用黄柏以泻相火，共奏温下清上而达阴平阳秘之功。

班秀文医案

医案 1（冲任亏虚肾气衰，调养冲任化瘀滞）

杨某，女，53 岁，梧州市某小学教师，已婚。1977 年 8 月 15 日初诊。

经得紊乱，来潮前后不定，量多少不一，色暗红夹紫块，经将行头晕头痛，心烦不安，寐纳俱差，经中肢节烦疼。平时大便干结，3～5 天 1 次，小便浓秽气味。脉虚细迟，苔薄白、舌质淡。

诊断：绝经前后诸证。

辨证：肾气衰弱，冲任亏虚。

治则：调养肝肾，佐以化瘀。

处方：

菟丝子 9g	当归 9g	白芍 9g	覆盆子 9g
党参 12g	怀山药 15g	川杞子 9g	泽兰 9g
玄参 15g	麦冬 12g	甘草 5g	

每日水煎服 1 剂，连服 3 剂。

二诊：1977 年 8 月 23 日。头晕、头痛减轻，胃纳转佳，大便两天 1 次，小便不稠秽。

处方：药既对症，仍守上方去怀山药，加北沙参 12g、桑叶 6g。

每日水煎服 1 剂，连服 3 剂。

三诊：1977 年 9 月 23 日。自上方之后，诸症消失，但大便仍干结，两日 1 次，每稍劳累则头晕痛。此为营阴未复，精血不足。以润养之剂治之。

处方：

太子参 15g	玄参 12g	肉苁蓉 15g	川杞子 12g
麦冬 12g	石斛 9g	覆盆子 9g	鸡血藤 15g
田七花 2g	泽兰 9g	红枣 9g	

每日水煎服 1 剂，连服 3 剂。

四诊：1977 年 10 月 18 日。一切症状消失，以健脾消滞善后。

处方：

党参 12g	白术 12g	云苓 9g	鸡内金 9g
陈皮 5g	怀山药 15g	田七 4.5g	归身 9g
生谷芽 15g	炙甘草 3g		

每日水煎服 1 剂，连服 3 剂。

经此段治疗之后，月经停止，诸症不发。观察半年，疗效巩固。

（董建华．中国现代名中医医案精粹．第 4 集．人民卫生出版社）

【诠解】今患者超过七七之年，肾气衰弱，阴阳不和，冲任亏虚，故经行前后不定，量多少不一，色暗红而夹紫块，阴阳失调，营血不足，虚火内动，故经将行则头晕头痛，心烦不安，寐纳俱差；相火煽动于内，灼伤阴血，肢节失养，故肢节烦疼，平时大便干结，小便秽冲；脉为血之府，舌为心之苗，营血虚则充养失常，故脉虚细迟而舌质淡。证属肾气衰退、冲任亏虚之变，故治之以调养肝肾为主，在补养之中，既配以鸡血藤、田七花、泽兰活血化瘀之品，又用桑叶之甘寒，意在防止离经之血停滞经隧，留瘀遗患。其中泽兰苦而微温，能疏肝气而和营血，化瘀不伤正，为调经之要药。桑叶甘寒，专长清热祛风，但此处取其既有"滋肾之阴，又有收敛之妙"。治疗全过程，着眼于肝肾，调养冲任，平补阴阳，调和气血，补而不滞，药不偏颇，故奏全功。

医案 2（冲任不调行经乱，滋阴制火养肝肾）

王某，女，51 岁。

初诊日期：1989 年 8 月 20 日。

主诉：经行紊乱、心烦失眠 1 年。

现病史：1 年来经行紊乱，经期提前延后不定，经量多少不一，经色暗，夹少量血块。伴见心烦失眠、头痛、性急易怒。经将行则上述症状加重。某医院诊为围绝经期综合征。纳食不香，时有肢节烦痛，大便干结，尿黄。舌质淡、苔薄白，脉虚细。

辨证：肾气衰弱，冲任亏虚。

治则：调养肝肾，滋阴制火。

处方：

菟丝子 9g	覆盆子 9g	当归 9g	枸杞子 9g
白芍 9g	麦冬 12g	玄参 15g	党参 12g
怀山药 15g	甘草 6g	夜交藤 15g	

水煎服，每日 1 剂，连服 4 剂。

二诊：1989 年 8 月 25 日。药已，心烦失眠减轻，头痛略减，纳食转佳。

处方：上方去玄参，加川芎 6g。

每日 1 剂，水煎服，连服 3 剂。

三诊：1989 年 9 月 18 日。上方加减连服 7 剂，诸症明显减轻。9 月 10 日～15 日经水来潮，色较鲜，量一般，自觉良好。要求继续服药。

处方：

菟丝子 9g	当归 9g	白芍 9g	覆盆子 9g

枸杞子 9g　　　　鸡血藤 15g　　　　肉苁蓉 15g　　　　白术 9g

党参 15g

3 剂，水煎服。

上方加减调治 2 个月后，月经停止，诸症不发；观察半年，疗效巩固。

（董建华．中国现代名中医医案精粹．第 4 集．人民卫生出版社）

【诠解】患者围绝经期，肾气渐衰，冲任虚损，精血不足，而致阴阳失调。由于卵巢功能衰退导致机体内分泌失调（阴阳失调）、发生自主神经功能紊乱为主的症候群。治病必求于本。方中菟丝子、覆盆子、枸杞子补肾；当归、白芍调养肝肾，共培元气之根本；麦冬、玄参养阴制水，以防阴血之灼伤；党参、怀山药、甘草补气健脾，从后天以养先天；夜交藤通络安神，共奏调养肝肾之功。

营卫不和证

谭日强医案

（营卫失和头痛作，桂枝柴胡牡蛎汤）

陈某，女，51岁。

现病史：患围绝经期综合征。其症头痛头昏，腰腿酸痛，翕翕发热，漐漐汗出，淅淅恶风，虽时当盛夏，尚需厚巾裹头，精神疲倦，少气乏力，食欲不振，心悸失眠，月经已绝，有时便秘，有时腹泻，小便频数，曾服西药谷维素、安定片等，中药归脾汤、玉屏风散之类无效，就诊于余。舌质正常，脉象弦缓。

辨证：此寒热不和、营卫失调之候。

治则：平寒热，调营卫。

处方：小柴胡合桂枝加龙骨牡蛎汤。

西党参 15g	柴胡 10g	黄芩 6g	法半夏 10g
桂枝 6g	白芍 15g	炙甘草 3g	生姜 3 片
大枣 3 枚	生龙骨 15g	生牡蛎 15g	

二诊：药尽 5 剂后，发热汗出恶风等症稍减，余症同前。

处方：仍依前法，改用二加龙骨牡蛎汤。

白薇 10g	附片 6g	白芍 15g	炙甘草 3g
生姜 3 片	大枣 3 枚	生龙骨 15g	生牡蛎 15g
淮小麦 15g	糯稻根 15g		

三诊：服上方药 5 剂，发热、汗出、恶风等症已去，惟头昏头痛，腰腿无力，脉变弦细。拟益气养阴，平补肝肾。

处方：用生脉散、扶桑丸、二至丸、甘麦大枣汤合为一方。

| 西党参 15g | 麦冬 10g | 北五味 3g | 胡麻 10g |

桑椹子 10g   女贞子 10g   旱莲草 10g   白芍 15g

淮小麦 15g   大枣 3 枚   甘草 3g

连服上方药 15 剂，其病渐次痊可。

（董建华. 中国现代名中医医案精粹. 第 2 集. 人民卫生出版社）

【诠解】 围绝经期综合征，由于营卫不和者，则见发热汗出、恶风等症；由于肝肾失调者，则见腰腿酸痛、月经紊乱、性欲减退等。本案患者因有寒热不和之表现，故用柴胡合桂枝加龙骨牡蛎汤以平寒热、调营卫为治；后因头痛头昏、腰腿无力、脉象弦细，故用生脉散、扶桑丸、二至丸、甘麦大枣汤合为一方，以平补肝肾，得以痊愈。

气滞血瘀证

施今墨医案

（气滞血瘀乳胀痛，活血通络酸痛缓）

邢某，女，49岁。

月经于本年初断绝。后即时觉周身酸楚，倦怠不适，头痛，乳房痛，且有硬核，大便燥，食睡尚佳。舌苔正常，脉象弦涩。

辨证：更年之期，月经闭止，时见营血不调之症，故周身酸楚疼痛。

治则：活血通络。

处方：

酒川芎 5g	酒当归 10g	制乳没各 6g	桂枝 1.5g
薤白 10g	柴胡 5g	全瓜蒌 20g	炮甲珠 10g
杭白芍 10g	炙甘草 3g	山慈菇 10g	

二诊：服药2剂，除周身酸楚见效外，余症依旧。拟前方加一力，并施软坚散结以治乳房硬核。

处方：

桂枝 1.5g	薤白 10g	酒川芎 5g	柴胡 5g
全瓜蒌 20g	酒当归 10g	杭白芍 6g	生鹿角 12g
炮甲珠 10g	片姜黄 6g	白蒺藜 12g	白僵蚕 5g
山慈菇 10g	制乳没各 6g	炙甘草 3g	蔓荆子 6g

三诊：服药颇效，遂连服8剂，头已不痛，全身感觉舒畅，乳房痛减，硬核尚未见消，大便一日1次已不结燥。

处方：用前方加五倍量配置丸剂，早晚各服10g，冀其痊可。

（祝谌予. 施今墨临床经验集. 人民卫生出版社）

【诠解】绝经期妇女正处于一生中对家庭、对社会承担责任最重、付出最多的阶段，加之"妇人善怀而多郁，又性喜偏隘"，故紧张忧郁极易产生。如情志不遂，忧郁忿怒伤肝，使肝失疏泄，肝气郁结不行。正如朱丹溪所说："血气冲和，万病不生，一有怫郁，诸病生焉。故人身诸病，多生于郁。""百病皆生于气，而于妇人尤为甚。"本例患者围绝经期肝失疏泄，肝气郁结，气机不畅，气血运行受阻，积滞成结，故乳房胀痛，有硬结；气血运气受阻，不能润养四肢百骸，故觉周身酸楚，倦怠不适，头痛；阴血亏虚，肠道失于濡润，故大便干燥。脉象弦涩均为气血运行不畅之表现。故应疏肝活血、通络止痛为治疗大法。方中以瓜蒌散加柴胡疏肝解郁、桂枝、姜黄、川芎温通经脉、通调气血、活瘀散结，生鹿角、炮甲珠、山慈菇软坚散结、化瘀消癥，血气畅通，诸症可除也。

石学敏医案

（气滞血瘀眩晕证，平肝降逆活血佳）

张某，女，53岁。

初诊日期：2009年12月17日。

主诉：头晕、耳鸣、失眠2月余。

病史：患者发现血压波动变化已15月余，一直服用卡托普利、硝苯地平控释片，每日各1片。近2个月因家里事物繁忙而出现血压波动明显，自诉下午血压高，在150/95mmHg左右。就诊时神清，面容憔悴，头晕、耳鸣语言流利，夜寐多梦，月经每两月行1次，色黑有块，纳可，二便尚可。

查体及实验室检查：24小时动态血压显示：昼夜血压平均值均偏高，白昼血压平均值149/95mmHg，夜间血压平均值130/80mmHg，昼夜血压节律消失。舌紫暗，有瘀斑，脉弦涩。

西医诊断：围绝经期高血压。

中医诊断：眩晕。

辨证：气滞血瘀证。

治则：活血散风，平肝降逆。

针灸取穴：人迎、合谷、太冲、曲池、足三里、三阴交。

治疗过程：人迎直刺 1 ～ 1.5 寸，见针体随动脉搏动而摆动，施用捻转补法 1 分钟，需小幅度、高频率，幅度小于 90°，频率为每分钟 120 次以上留针 30 分钟；合谷、太冲均直刺 0.8 ～ 1 寸施用捻转补法 1 分钟，即两力的方向离心，留针 30 分钟；曲池、足三里直刺 1 寸，施用捻转补法 1 分钟，即两手拇指开始捻转时作用力的方向向心；三阴交穴直刺 1 ～ 1.5 寸，留针 30 分钟，30 分钟后测量血压，每日 1 次。

治疗结果：患者针刺 2 天后，即刻血压症状好转；针刺 10 天，血压稳定，头晕、耳鸣、失眠症状好转。10 天后，血压一直在（110 ～ 120）/（75 ～ 80）mmHg 水平，面色渐荣润，余无不适。

（石学敏 . 石学敏临证实验录 . 人民卫生出版社）

【诠解】《妇人大全良方》指出"妇人以血为基本"，女性一生中所要经历的经、孕、产、乳等生理现象，都与阴血密切相关。经、孕、产、乳均损伤阴血。患者年过七七，肾中精气逐渐亏虚，先天之本阴阳平衡失调，机体多处于阴不足阳有余、血少气多的状态，正如古人云："妇人之生，有余于气，不足于血，以其数脱血也。"并相继出现心、肝、脾等多脏的病理改变，阴虚阳亢故表现出眩晕、不寐、月经不调等症。故治疗以滋补肝肾、养血和血、平肝降逆为主。三阴交穴为足三阴经交会穴，针之可补肝肾脾、熄肝风、调理肝肾脾三经之经气，对女性患者尤为适宜。人迎穴迎受天地之气，可补益后天之本，调整机体阴阳、调和营卫之气，使血脉通利，正常运行。后天之本渐盛则先天之本亦得到滋养，正如杨上善所言："结喉两厢，足阳明脉，迎受五脏六腑之气以养于人。"曲池穴、四关穴清泄热邪、平抑肝阳，并配合谷、太冲疏泄肝气，畅调经脉气血；在人迎穴调整机体阴阳的前提下，诸穴合用共奏补益后天之本、滋补肝肾、养血和血、平肝降逆之功。妇女在围绝经期因雌激素水平逐渐降低出现一系列自主神经紊乱的症状，而影响妇女生活质量。中医在治疗女性围绝经期高血压中强调整体观念，综合辨证、调理，疗效甚佳。

痰瘀交阻证

王子瑜医案

（痰瘀交阻神志异，生脉甘麦复方治）

张某，女，48岁，未婚。

初诊：1992年6月30日。家属代述：月经量少5年，精神、情志异常3个月。患者以往月经正常，1987年因生气后出现月经量少，2天即净，且色黑或暗红，无血块。1992年4月起，因工作极度紧张后，而精神抑郁，无故悲泣，喜静怕扰，不许家人看电视。惊恐，一个人不能单独外出，已病休两个半月。外院诊为"焦虑症"，现服"佳乐啶""阿米替林"各2片，日2次，效不显。视患者由家人陪伴搀扶而来，精神抑郁，悲哭，畏光，面色萎黄，舌紫暗、苔薄黄，脉虚弦，血压120/80mmHg。

诊断：①脏躁；②月经过少。

辨证：肝郁痰阻。

治则：疏肝解郁，豁痰开窍。

醋柴胡10g	当归10g	白芍15g	茯苓15g
合欢皮10g	郁金10g	丹参15g	灵磁石（先煎）15g
胆南星10g	菖蒲10g	黄芩10g	青礞石（先煎）15g
酸枣仁15g			

12剂，水煎服，另配加味逍遥丸6g，日2次。

二诊：1992年7月24日。月经于7月14日来潮，量较前略增，色转红，夹血块。惊恐好转，基本控制可不哭泣，惟觉心烦欠寐，已上班10天。舌质红、苔薄黄，脉细弦。证属气阴两虚，脏躁失润。治以益气养阴，润燥安神。

处方：生脉散合甘麦大枣汤加减。

太子参 15g	五味子 10g	麦冬 10g	茯苓 15g
浮小麦 15g	炙甘草 6g	胆南星 10g	合欢皮 10g
酸枣仁 15g	丹参 15g	白芍 15g	灵磁石（先煎）15g
青龙齿 15g	郁金 10g	琥珀末（冲服）3g	

6 剂，水煎服，日 1 剂。

三诊：1992 年 8 月 14 日。药后夜寐已安，不觉惊恐，可正常看电视，胃纳转佳，但饭后脘胀。已停服西药。舌暗红、中有裂纹、苔根黄腻，脉沉细。

处方：效不更方，上方去炙甘草，加枳壳 10g 宽中理气。

太子参 15g	五味子 10g	麦冬 10g	茯苓 15g
浮小麦 15g	枳壳 10g	胆南星 10g	合欢皮 10g
酸枣仁 15g	丹参 15g	白芍 15g	灵磁石（先煎）15g
青龙齿 15g	郁金 10g	琥珀末（冲服）3g	

12 剂，水煎服。

四诊：1992 年 9 月 22 日。末次月经 9 月 21 日，经量中等，色红，偶夹小血块，精神情绪稳定，已正常工作，眠安，饮食二便调。惟记忆力较差，经前烦躁易怒。舌红、边有小瘀点、苔薄黄，脉滑略弦。血压 110/70mmHg。脏躁，月经过少已治愈。

处方：因值经期，予四物汤加味以养血调冲任。

当归 10g	赤白芍各 10g	生熟地各 15g	川芎 10g
丹参 15g	茺蔚子 15g	丹皮 10g	枸杞子 15g
茯苓 15g	益母草 15g	制香附 10g	山茱萸 10g
菟丝子 15g			

6 剂，水煎服。

嘱：经前服加味逍遥丸以善后。半年后随诊，述虽已围绝经期，但月经规律，精神情志正常。

（王阿丽整理．王子瑜妇科临证经验集．人民卫生出版社）

【诠解】本患者以精神情志症状为主，又突然发病，且无烘热汗出等症，故诊为脏躁。脏躁者，脏阴失养所致，故患者可见大便干结、口渴喜饮、苔薄黄等。因见其舌紫暗、脉弦，其必有痰、气郁阻于内，扰乱心神，而见精神情志异常。故不急于滋阴润燥，先以疏肝解郁、豁痰开窍祛其邪，再以益气养阴、润燥安神扶其正，脏阴得养，而无脏躁之虞；未可以调经而经自调。

许济群医案

（面烘咽阻虚烦数，疏肝解郁涤痰佳）

王某，女，47岁。

初诊日期：1992年3月2日。

主诉：咽中如阻、面部烘热、虚烦数月。

现病史：自1991年元月始，形寒咳嗽，咽中如阻，舌苔黄腻。有肺门淋巴结核史。曾经中医治疗，以化痰湿为法，服半夏厚朴汤加味70余剂，咳嗽缓解，但新增烦躁、面部生火、小便转黄、苔黄厚腻，脉弦细。1991年10月行子宫切除术后，除上述症状外，又增口干虚烦、腰痛及白带黏稠。1991年11月查血沉10mm/h，粪黏蛋白55mg/L，免疫球蛋白G 19.56g/L，诊为"围绝经期综合征"，乃以润燥固肾为法，服中药21剂。其后出现面部阵发性烘热，每日发七八次，头昏心悸，纳差；转以宣化痰湿，予法半夏、厚朴、苍术、佩兰等7剂。上方药服1剂后，即感头痛、头昏、牙痛、双目胀痛、眼中血丝伴分泌物增多；服药2剂后症状尤为明显，患者自行停服上药，前来就诊。

诊查：心悸心慌，胸膺气闷，间或会厌阻塞不通，头昏烦躁，失眠，阵发性出汗，面部潮红烘热。舌质胖大、苔黄腻，脉弦。

辨证：肝郁夹痰。

治则：疏肝解郁化痰。

处方：

当归10g	白芍10g	炒枳壳10g	炒柴胡6g
甘草4g	制半夏10g	炒竹茹8g	陈皮6g
桂枝（另包）4g	煅龙骨（先煎）15g	木瓜10g	降香8g

7剂。

二诊：1992年3月9日。服上方药后阵发性出汗，本周1次未作，胸闷烦躁乏力等均减轻，会厌梗塞消除。舌质红、苔黄腻渐化。

处方：效不更章守方 7 剂。

三诊：1992 年 3 月 16 日。心悸、失眠、出汗等症状消除。有时凌晨感胸闷。

处方：上方加香附 10g。

7 剂。此后患者来告持续年余之病证未再复作。

（董建华. 中国现代名中医医案精粹. 第 3 集. 人民卫生出版社）

【诠解】本例之病机在于肝旺兼加痰湿，前经温化痰湿，多用辛温苦燥之品，湿热未清，肝火上升，故烦躁、面部生火，剧时则头昏头痛；尤以川朴、苍术辛烈之品，更助其肝旺，故见其头痛如裂、双目发胀、视物昏花。本案重点在于肝郁，治则以疏肝解郁与化痰兼顾，故以逍遥散疏肝，清·曹仁伯在《琉球百问》中尝云："凡看病须要格分寸，谅病之分寸而定药之分寸，格成一方，看去增减一味不得。"木瓜柔肝，佐以半夏、竹茹、陈皮清痰热，再以桂枝、煅龙骨镇心安心。全方配伍切中病机，故 10 剂后诸症渐消退，迁延年余之疾得以痊愈。

陈卫川医案

（痰热扰神寐不安，二陈黄连竹茹配）

王某，女，56 岁。

初诊日期：2000 年 4 月 21 日。

现病史：患者近 1 个月无诱因出现心慌心烦，坐立不安，阵阵汗出，口干口苦，不思饮食，二便尚调，头昏健忘，夜寐不安。

诊查：舌质红、苔薄腻，脉弦数。

辨证：痰热扰心，心神不宁。

治则：清热豁痰，宁心安神。

处方：

黄连 3g	陈皮 10g	制半夏 15g	茯苓 10g
甘草 10g	竹茹 12g	龙胆草 10g	郁金 10g
菖蒲 15g	远志 15g	酸枣仁 30g	合欢皮 15g
菊花 10g			

4 剂。

二诊：患者服药后仍觉心慌，但已能坐卧，再予 3 剂。

三诊：患者心慌发作次数减少减轻，余症亦减轻。上方减龙胆草以免伤胃，继服 4 剂。

四诊：患者偶有心慌，但觉乏力。再予前方加焦三仙各 15g，以健脾助运，5 剂后患者痊愈。

（王永炎. 中国现代名中医医案精粹. 第 6 集. 人民卫生出版社）

【诠解】患者年已过七七，此时脏躁与围绝经期综合征往往不易区分。本病诊断是围绝经期综合征，认为因肝失条达，郁久化火，灼津生痰，痰火内扰，心神不宁，故以清热化痰、宁心安神为主，痰火去降，心神自安。故给予二陈汤为基础方，加之黄连、竹茹、龙胆草等清热豁痰之品，效果明显。

周贤良医案

（痰瘀交阻蔽心神，化瘀涤痰醒神窍）

黄某，女，53 岁。

初诊日期：1989 年 4 月 3 日。

主诉：心悸胸闷、惊骇不宁半年。

现病史：患者形体丰腴，心悸怵惕，胸宇郁闷已达半年。心电图反复检查无异常、时或惊骇不宁，烦躁欲哭，状若痫证。夜来不寐，梦事纷纭，咽中梗似炙脔，中脘痛或左或右，走注不定。

诊查：B 超检查：肝、胆、脾正常。脉细，苔腻、舌质瘀紫隐约。绝经于 1988 年 11 月。

辨证：肥人多痰多湿，肝气怫郁，气滞血瘀，痰瘀交阻，蒙蔽心神。

治则：涤痰开窍，化瘀安神。

处方：

石菖蒲 10g	丹参 30g	青龙齿 15g	朱衣茯苓 15g
茯神 15g	磁石（先煎）30g	炙远志 6g	胆南星 10g
青炙草 5g	红枣 10 枚	柏子仁 12g	酸枣仁 12g

赤芍 10g　　　　白芍 10g　　　　陈皮 10g　　　　淮小麦 30g

制香附 6g

8 剂。

二诊：1989 年 4 月 12 日。药后诸恙俱减，原方再进 8 剂。

三诊：1989 年 4 月 21 日。诸恙减而未平，效不更张，守方以竣全功。原方 8 剂。尽剂诸恙告瘳。

（董建华. 中国现代名中医医案精粹. 第 3 集. 人民卫生出版社）

【诠解】《临证指南医案》中谓："因郁因火者，必用开郁清火为君，以清痰佐之；有因湿因热者，则用燥湿清热，略作化痰之品。"患者痰瘀交阻，蒙蔽心神，咽中梗似炙脔，中脘痛或左或右，走注不定。故以涤痰开窍、化瘀安神为法，涤痰汤加减，诸恙减而未平，效不更张，守方以竣全功。